dtv
premium

Ausführliche Informationen über
unsere Autoren und Bücher
finden Sie auf unserer Website
www.dtv.de

Annett Pöpplein

DAS HALBE HERZ

Eine Überlebensgeschichte

Deutscher Taschenbuch Verlag

Die Namen der Ärztinnen und Ärzte
sowie der Pflegekräfte, die in diesem Buch
erwähnt werden, sind geändert.

FSC
www.fsc.org
MIX
Papier aus verantwortungsvollen Quellen
FSC® C013736

Originalausgabe 2012
Deutscher Taschenbuch Verlag GmbH & Co. KG, München

Umschlagkonzept: Balk & Brumshagen
Umschlagfoto: Jürgen Bauer
Satz: Bernd Schumacher, Friedberg
Druck und Bindung: Kösel, Krugzell
Gedruckt auf säurefreiem, chlorfrei gebleichtem Papier
Printed in Germany · ISBN 978-3-423-24935-5

»An diesem Abend nahm ich meinen Sohn zu mir ins Bett. Ich hielt ihn in meinen Armen und schaute ihn lange an. Er schlief. Ich schaute ihn nur an. Bevor ich das Licht löschte, verabschiedete ich mich leise von ihm. Ich war mir sicher, dass sein Herz in dieser Nacht für immer aufhören würde zu schlagen, ohne dass ich etwas davon mitbekäme. Und ich war bereit, es zuzulassen.«

Für James

REWIND

Ich erinnere mich sehr genau an den Gesichtsausdruck meines Chefs, als ich ihm berichtete, dass ich schwanger sei. Er verdrehte die Augen, und auf seiner Stirn stand in großen Lettern geschrieben: »Du sollst niemals eine verheiratete Frau um die dreißig einstellen!« Die Angelegenheit war mir furchtbar peinlich. Ich wünschte mir noch ein Kind, natürlich. Aber doch nicht jetzt! Wie konnte ich bloß zu einem so frühen Zeitpunkt wieder schwanger werden? Unsere Zwillinge waren erst achtzehn Monate alt, und ich hatte meinen Arbeitsvertrag gerade erst unterschrieben. Ein vielversprechender Marketing-Job, für den unsere Familie zum zweiten Mal innerhalb eines Jahres umgezogen war. Sogar eine Nanny zur Rundum-Betreuung unserer Töchter hatte ich dafür in Dienst genommen; eine offizielle Hausangestellte mit Papieren und allem Drum und Dran.

Ich versicherte meinem Chef, dass ein weiteres Kind kein Problem sei, dass ich nur die gesetzliche Mindestauszeit in Anspruch nehmen wolle und die Nanny in Zukunft eben auf drei Kinder würde aufpassen müssen. In Belgien, wo mein Mann und ich bis vor Kurzem noch gelebt hatten, war das schließlich gang und gäbe. Dort sicherte man sich rechtzeitig einen Krippenplatz und fuhr quasi mit dem Bürostuhl in den Kreißsaal. Nach drei Monaten erschien man wieder zur Arbeit, als wäre nichts gewesen.

Bis auf einen Muttermund, der sehr bald zugeflickt werden musste, weil die Zwillinge ihn über die Maßen gedehnt hatten und er vor dem Gewicht eines weiteren Babys zu kapitulieren drohte, verlief die Schwangerschaft wie im Bilderbuch. Ich ernährte mich ungesund, arbeitete zu viel und wuchs in alle Richtungen. Ich hatte ein äußerst lebhaftes Baby in meinem Bauch. Es liebte geschäftliche Besprechungen, und oft befürchtete ich, man könnte sein ständiges Glucksen, Treten und Boxen an meiner Bauchdecke ablesen. Es schien zu allem etwas zu sagen zu haben.

So ablehnend ich ihm anfangs gegenüberstand, inzwischen freute ich mich auf mein Kind. Ein Junge. Es schmeichelte mir, wenn Kees – das ist ein holländischer Name; mein Mann ist Niederländer – bei Familienfeierlichkeiten voller Stolz von unserem Sohn sprach. Der erste Stammhalter, nachdem er und seine zwei Brüder bisher ausschließlich Mädchen gezeugt hatten. Unseren Töchtern war das »Brüderchen im Bauch« relativ egal. Sie waren noch keine zwei Jahre alt und wussten nicht recht, was ein »Baby« war, geschweige denn, wo es herkam. Sie waren glücklich mit ihrer Nanny, einer sympathischen älteren Dame, die die beiden von Herzen liebte, rund um die Uhr beschäftigte und daneben sogar noch Zeit für den Haushalt hatte. Eine Perle, enorm kostspielig zwar, aber sie hielt das schlechte Gewissen von mir fern, wenn ich im Morgengrauen das Haus verließ und erst nach Einbruch der Dunkelheit heimkehrte, weil mich unnachsichtige Kunden nach Dienstschluss in langwierige Gespräche verwickelt hatten.

Im Grunde war es erstaunlich, dass ich überhaupt jemals erfolgreich schwanger geworden war. Kurz nachdem ich Kees kennengelernt hatte – ein Arbeitskollege aus Holland mit einem lustigen Akzent und den schönsten blauen Augen, die ich je gesehen hatte –, tröpfelte aus mir eine milchig-weiße Flüssigkeit, die ich zwei Wochen lang gekonnt ignorierte, bevor sie zur Fontäne anschwoll und meine Frauenärztin mich per Eilboten in die Klinik schickte. Unnachsichtige Kunden eigneten sich schon damals gut als Entschuldigung für meinen Perfektionismus, der mich bis tief in die Nacht arbeiten und alles andere zweitrangig werden ließ. In der Klinik schlug man die Hände über dem Kopf zusammen ob meines Leichtsinns, der, so prophezeite man mir, dramatische Konsequenzen für meine Familienplanung haben würde. Es folgten zwei kritische Wochen am Penizillin-Tropf, die Kees zu der Erkenntnis kommen ließen, dass ich die Frau seines Lebens war, die Frau, mit der er eine Familie gründen wollte.

Wenig später – wir waren zwischenzeitlich in unser belgisches Büro nach Brüssel versetzt worden –, hielt Kees um meine Hand an. Ganz offiziell, im Restaurant Aux Vieux Paris bei Kerzenschein, Bordeaux und Bœuf Mignon. Ich war überwältigt vor Glück, denn nach dem unerwarteten Tod meiner Eltern, die beide gestorben waren, kurz nachdem ich ausgezogen war, sehnte ich mich nach einem sicheren Hafen. Nach einem Mann, zu dem ich aufblicken konnte, und irgendwann zwei kleinen Kinderhänden in den meinen.

Mit Kees erfüllten sich meine kühnsten Träume. Noch nie war ich jemandem begegnet, der so viel wohlwollende Souveränität ausstrahlte. Kees wusste sich in allen Lebenslagen zu behaupten. Außerdem war er groß, athletisch und hatte Unmengen lustiger Sommersprossen im Gesicht. Und diese stahlblauen Augen. Aufgewachsen war er auf einem Bauernhof, zusammen mit einem geschäftstüchtigen und redseligen Vater, einer überaus zähen, recht unterkühlten Mutter, drei Geschwistern, sechzig Kühen, zweihundert Schafen, drei Schäferhunden und Unmengen von Spinat- und Kartoffelfeldern. Kees spielte Trompete, leitete eine Musikband, hatte sein Studium mit Auszeichnung beendet und wusste genau, wo er in seiner Firma einmal hinwollte: ganz nach oben.

Ich dagegen war komplexbehaftet, wenig selbstsicher und lag im ständigen Clinch mit meinen zu strammen Oberschenkeln. Um das lange Studium an der Universität hatte ich mich herumgedrückt, und ich hatte absolut keinen Plan, was langfristig aus mir werden sollte. Hatte mich immer treiben lassen von dem, was das Leben für mich bereithielt. Es bestand kein Zweifel: Kees und ich waren das perfekte Match. Der Fels in der Brandung und das Fähnchen im Wind.

Ich erwiderte Kees' Gesuch mit einem tränenerstickten »JA!« und dankte ihm wenig später mit einer Eileiterschwangerschaft, die sich im Urlaub bemerkbar machte und sofort operiert werden musste.

Kees und ich ließen uns nicht entmutigen und probierten weiter, obwohl uns der belgische Professeur wenig Mut machte. Die Chancen für eine weitere, intakte Schwangerschaft seien gering, zumindest wenn sie auf natürlichem Weg zustande kommen sollte: »Der eine Eileiter ist komplett hinüber, der andere taugt auch nicht viel. Verklebt und vernarbt. Versuchen Sie Ihr Glück – wenn es bis nächstes Jahr nicht geklappt hat, sehen wir weiter.«

Der Professeur staunte nicht schlecht, als er vier Wochen später »des jumelles!«: Zwillinge! in mir entdeckte.

Noch ehe ich mein Glück richtig begriffen hatte, stand ich in dem klapprigen Lift unseres Brüsseler Mietshauses, die Tüten mit den Wocheneinkäufen in den Händen, und spürte eine undefinierbare Wärme zwischen meinen Beinen. Ich schaute an mir hinunter und sah die Blutlache, die sich unter mir gebildet hatte. Ich war acht Wochen schwanger und würde gleich meine Babys verlieren! Einfach auf den Steinboden würden sie fallen! Helfen Sie mir, Herr Professeur!

Vielleicht bin ich in diesem Moment zum ersten Mal in meinem Leben wirklich aufgewacht.

»Die Babys sind noch da. Die haben sich festgekrallt. Aber die Plazenta löst sich ab.« Der Professeur gab mir Hormone und Beruhigungsmittel. »Ab jetzt müssen Sie liegen bleiben. Sollten Sie wieder das Bluten anfangen, schauen Sie nach, ob festes Material dabei ist.«

Als ich am nächsten Morgen aufwachte, fühlte ich Feuchtigkeit zwischen meinen Beinen. Alles war rot. Rot, rot, jeden Tag rot. Was, wenn ich eines Morgens aufwachen und »festes Material« in meinem Bett finden würde? Wenn ich meine Babys im Schlaf verlieren würde, ohne dass ich davon etwas mitbekäme? Ich hatte Angst. Angst vor dem Einschlafen, Angst vor meinen Träumen, Angst vor dem Anblick beim Aufwachen. Der Professeur verlegte mich in seine Klinik, hängte mich an einen Tropf mit Wehenhemmern und erhöhte die Beruhigungsmitteldosis.

Ein halbes Jahr später entbanden er und sein sechsköpfiges Team zwei Mädchen namens Jodie und Pauline; zwei kleine Junkies, denen der süße Saft, den ich täglich und in immer höheren Dosen bekommen hatte, schwer zu schaffen machte. Unmittelbar nach ihrer Geburt wurden sie zum Entgiften auf die Intensivstation verlegt, wo sie krampften, zitterten und manchmal das Atmen vergaßen. Die rosa Babybettchen, die die Krankenschwester so liebevoll in meinem Zimmer platziert hatte, blieben leer, und in den Tagen, die folgten, entdeckte ich einen Wesenszug an mir, der mir bis dato fremd gewesen war: Hysterie. Die Trennung von meinen Babys, welche zwei Stockwerke tiefer mit Überwachungsmonitoren verkabelt in ihren Brutkästen lagen, die hilflosen Stillversuche in einem dunklen Kabuff der Intensivstation, mein dürftiges Französisch, die Verzweiflung darüber, dass immer eines der Babys alleine war, wenn ich mich mit dem anderen beschäftigte, machten mich zum Tier. Dann diese elende Milch-Abpumperei! Abgesehen davon, dass eine Milchpumpe das Unerotischste ist, was man sich antun kann, brachte ich es irgendwie nicht fertig, mit diesem Ding keimfreie Milch zu zapfen.

»Sie müssen sich besser die Hände waschen, Madame! Wir müssen Ihre Milch schon wieder wegschütten!« Alles fühlte sich so entwürdigend an, dass ich darüber fast die Freude über die zwei kleinen Mädchen hätte vergessen können, die allen Widrigkeiten zum Trotz gesund auf die Welt gekommen waren.

Für Kees, der in der Klinik allabendlich treu an meiner Seite gesessen hatte, war mit jedem Schwangerschaftsmonat klarer geworden, dass er seine Töchter nicht in Belgien aufwachsen sehen wollte. Für den gewöhnlichen Niederländer, meinte er, gebe es zwei Dinge, die noch schmachvoller seien als mit einem deutschen Mädchen verheiratet zu sein: gegen die deutsche Elf zu verlieren und in Belgien zu wohnen.

Sehr bald packten wir also unsere Zwillinge in ihre Babyschalen und zogen ins Neckartal, wo eine deutsche Firma großes Interesse an Kees gezeigt hatte. Kees behauptete später gerne, er wäre mir zuliebe nach Deutschland gezogen. Meine These: Ihm war Benelux zu klein geworden.

Wie dem auch sei, genau ein Jahr später karrte ein

Möbelwagen unser Hab und Gut vom Neckartal in Richtung Odenwald, um mir den Anfahrtsweg zu meiner neuen Arbeitsstelle zu erleichtern.

Und ein weiteres Jahr später wurde unser Sohn geboren.

In weniger als vier Jahren war aus einem einsamen Herzen mit zwei kaputten Eileitern eine fünfköpfige Familie geworden. Eine kleine Sensation.

*

Dezember 1997. Gegen Mitternacht spüre ich die ersten Wehen. Unverkennbar. Um zwei Uhr morgens mache ich mich mit meinem Mann auf den Weg ins Geburtshaus. Ich will dieses Kind ohne Hightech zur Welt bringen. Einfach loslassen und mich dem natürlichen Lauf der Dinge hingeben.

Es schneit. Im Geburtshaus wartet die Hebamme, eine junge, hübsche Frau, die ihr Handwerk von ihrer Mutter gelernt hat. Sie hat mich die vergangenen Wochen über betreut, ich vertraue ihr. Alles, was nun passiert, werde ich ihrer Führung überlassen. Ich habe mich gegen eine Rückenmarksbetäubung entschieden. Einmal im Leben will ich die Schmerzen fühlen, die nur eine Frau fühlen kann.

Wir sind das einzige Paar hier. Es sind noch wenige Tage bis Weihnachten. Draußen schneit es noch immer dicke Schneeflocken. Im großen Fachwerkhaus gegenüber hängen Lichterketten an den Fenstern, die die Straße in ein warmes, heimeliges Licht tauchen. Im Geburtshaus duftet es, Kerzen brennen, der Tee ist aufgesetzt. Leise Musik im Hintergrund. Unser Zimmer ist vorbereitet. Es sieht weihnachtlich aus. Die Hebamme hat blaue Bettwäsche mit goldenen Sternen für uns ausgesucht. Liebevoll.

Der Wehenschreiber malt Wehen im Drei-Minuten-Takt, die Herztöne des Kindes sind normal. Die Dinge nehmen ihren Lauf. Nichts ist mehr beeinflussbar.

Die Wehen werden schmerzhafter. Die Hebamme erklärt mir, dass sich manche Frauen in ein Seil hängen und ihre Kinder im Stehen gebären. Ich komme mir dumm vor, in dem Seil zu hängen. Mein Mann ist bei mir, aber ich habe das Gefühl, dass er mir bei dem, was ich jetzt tun muss, nicht helfen kann. Ich bin mir nicht sicher, ob ich will, dass er mich dabei beobachtet.

Es bleibt keine Zeit, darüber nachzudenken. Die Wehen setzen mit voller Wucht ein. Ich will mich hinlegen. Die Schmerzen sind unerträglich. Es ist, als würde ich mit einem Messer aufgeschlitzt, von unten bis hinauf zur Kehle, einmal, zweimal, dreimal. Noch nie habe ich solche Schmerzen erlebt, nicht einmal annähernd. Nichts lässt sich mehr kontrollieren. Ich muss ein Ventil für diese Schmerzen finden, sonst platzt mir der Kopf. Zum ersten Mal in meinem Leben brülle ich den Schmerz hinaus, mit aller Gewalt. Es ist mir egal, wer zuhört. Alles ist egal.

Eineinhalb Stunden nach unserer Ankunft im Geburtshaus wird unser Sohn geboren. Noch ist er über die Nabelschnur mit mir verbunden. Mein Mann und ich liegen in dem Bett mit der Sternenbettwäsche, das Baby auf meiner Brust. Die Hebamme durchtrennt die Nabelschnur.

Es ist halb sechs Uhr morgens, draußen ist es noch dunkel. Schneeflocken tanzen im Schein der Lichterketten vom Haus gegenüber. Die Hebamme ruft den Kinderarzt. Er wird das Baby untersuchen, bevor wir es mit nach Hause nehmen. Zur Sicherheit.

Alles in Ordnung: 4100 Gramm, doppelt so schwer wie seine beiden Schwestern damals.

Eine einzigartige Nacht.

Als es hell wird, befinden wir uns zu Hause in unserem eigenen Bett. Ich liege neben meinem neugeborenen Sohn und schaue ihn an. Er schläft. Ich denke daran, wie sich noch vor wenigen Monaten alles in mir wehrte gegen das Leben, das in mir heranwuchs. So sehr, dass ich ihm ein Ende setzen wollte.

Wie um alles in der Welt habe ich jemals mit dem Gedanken spielen können, dieses Kind nicht haben zu wollen? Dieses hilflose kleine Wesen, das noch nichts kann – welche Macht hat es über mich? Alles würde ich für es tun, nachdem mein Blick zum ersten Mal auf sein Gesicht gefallen ist.

Jens.

ADVENT

Die Tage nach Jens' Geburt waren wunderbar. Er und ich im großen Bett, fernab von Brutkästen, Monitoren und Milchpumpen. Dazu den Luxus einer Nanny, die sich um den Haushalt kümmerte und mit Jodie und Pauline bunte Weihnachtsplätzchen buk, welche ich voller Begeisterung ans Bett serviert bekam.

Der Weihnachtsfrieden, die Harmonie, das Losgelöstsein von allen Terminzwängen – endlich hatte ich Zeit, mir gewahr zu werden, wie viel Glück ich eigentlich hatte. Drei gesunde Kinder: Jodie, Pauline und Jens. Der Sohn, der meinen Eltern immer verwehrt geblieben war, obwohl mein Vater ihn sich so sehr gewünscht hatte. Ich verspürte eine unendliche Dankbarkeit. Wie konnte ich ihr Ausdruck verleihen?

Während Kees mit den Zwillingen den Weihnachtsbaum schmückte, schaute ich eine der üblichen Wohltätigkeitssendungen, welche mit ihrem: »Tut Gutes, und zwar JETZT!« an die vorweihnachtliche Spendierfreudigkeit der Zuschauer appellieren. Solche Sendungen rührten mich jedes Mal zu Tränen, obwohl ich noch nie auf die Idee gekommen war, zum Telefonhörer zu greifen. Es ging um Patenschaften für Kinder aus Entwicklungsländern, denen man mit einem vergleichsweise geringen monatlichen Geldbetrag eine Schulbildung finanzieren konnte. Diesmal zögerte ich keine Sekunde. »Es wäre schön, wenn Sie sich für ein Mädchen entscheiden würden. Ihre

Situation ist schwieriger als die der Jungen«, legte mir die freundliche Dame am Telefon nahe.

Natürlich, ein Mädchen. Rosa, aus Venezuela. Als Ventil für meine Dankbarkeit.

*

Jens war ein unkompliziertes Baby. Wenn er an meiner Brust getrunken hatte, schnell und gierig, versank er unmittelbar in tiefen Schlaf und wachte erst zur nächsten Mahlzeit wieder auf. Diese Effizienz kannte ich bereits von meinen Zwillingen. Jodie rechts, Pauline links, fünf Minuten pro Nase, fertig. Man holt sich genau das, was man braucht; die Nachfrage regelt das Angebot, und solange die Mutter genug Milchbildungstee trinkt, kann nichts schiefgehen. Keine Plastikfläschchen, keine Gummisauger, keine Sterilisiergeräte. Außerordentlich praktisch.

Die Hebamme stattete uns täglich einen Besuch ab. »Brrr, hier ist es aber kalt! Machen Sie nie das Fenster zu?« Sie schüttelte sich jedes Mal, wenn sie unser Schlafzimmer betrat. »Ja, sorry. Eine kleine Phobie. Ich denke immer, ich muss ersticken, wenn ich zu lange in einem geschlossenen Raum bin. Frischluftfanatikerin sozusagen. Aber Sauerstoff ist doch gut für die Babys. Die Dänen stellen ihre Babys zum Schlafen immer vor die Haustür!« Die Hebamme riet mir, Jens' kalte Fingerchen und Zehen gut unter meiner warmen Bettdecke zu verstecken, ganz nah an meinem Körper.

Dann wurde Jens plötzlich gelb im Gesicht. Ich wusste, was das zu bedeuten hatte: die Leber. Anpassungsschwierigkeiten, nichts Ungewöhnliches für ein Neugeborenes. Doch ich wehrte mich heftig gegen den Gedanken, mein Nest verlassen und Jens unter die Billi-Lampe irgendeiner

Arztpraxis legen zu müssen, womöglich tagelang. Bloß das nicht! Von diesem Kind sollte mich keiner trennen, nicht, wenn ich es verhindern konnte.

»Wir können ihm ja erst mal nur Blut abnehmen.« Die Hebamme spürte wohl, wie ernst es mir war. »Dieses Baby hat wirklich ungewöhnlich kalte Hände«, stellte sie noch fest, während sie versuchte, Jens' bläulicher Fingerkuppe einen Tropfen Blut abzugewinnen. »Halten Sie ihn schön warm unter Ihrer Bettdecke. Und machen Sie ab und zu das Fenster zu.«

In dieser Nacht schlief ich unruhig. Ein paar Mal schon war mir der Gedanke gekommen, dass alles viel zu reibungslos verlaufen war für meine Verhältnisse. Die Schwangerschaft, die Bilderbuchgeburt, die schöne Zeit zu Hause. Wo war der Haken?

Die Blutwerte waren in Ordnung. Keine Billi-Lampe.

Langsam wurde es Zeit, mein Nest zu verlassen und mich mit Jens ins Familiengeschehen einzuklinken. Für Weihnachten hatten sich meine drei Schwestern angekündigt, die Nanny hatte wohlverdienten Urlaub genommen; der Alltag hatte mich wieder.

Über die Jahre war es zur Tradition geworden, dass wir Heiligabend mit meiner Familie verbrachten und erst nach den Feiertagen nach Holland reisten. In Holland feiert man sowieso kein Weihnachten wie bei uns in Deutschland. Es gibt dort keinen Weihnachtsmann und auch kein Christkind. Das mit den Geschenken erledigt der heilige Nikolaus, der »Sinterklaas«, der jedes Jahr Ende November in Gefolgschaft seiner »zwarte Pieten« mit einem großen Schiff aus Spanien kommt und von den Kindern in karnevalsähnlicher Stimmung in Empfang genommen wird. Zwei Wochen lang bereist er das Land, um dann am 5. Dezember zum »pakjesavond«, zum Geschenkeabend, zu rufen. Heiligabend dient lediglich dem Kirchgang und am ersten Weihnachtsfeiertag trifft man sich zum gemeinsamen Festmahl. Nachdem unser holländischer Opa just an einem solchen ersten Weihnachtsfeiertag einen bösen Schlaganfall erlitten hatte und seither wie ein »kastplantje«, eine hilflose Zimmerpflanze, im Pflegeheim saß, hatte unsere Oma beschlossen, Weihnachten komplett ausfallen zu lassen und ihrem Mann nicht mehr von der Seite zu weichen, bis dass der Tod sie scheide. Praktisch bedeutete das, dass sie ihn jeden Tag für mehrere Stunden im Pflegeheim besuchte und sich Ausnahmen nur in absoluten Notfällen gestattete – wenn beispielsweise die Welt unterging. Die Geburt ihres neuen Enkels hatte sie immerhin zu einem Blitzbesuch veranlasst, für den sie in aller Herrgottsfrüh in Holland losgefahren war, um gegen Abend wieder bei ihrem Mann sein zu können. Meine Schwiegermutter hatte ihr ganzes Leben auf dem Bauernhof verbracht, sie konnte einiges aushalten. Nur mit der Weihnachtsatmosphäre tat sie sich schwer.

Für mich gehörte Heiligabend zu den schönsten Erinnerungen aus meiner Kindheit. Es machte mich glücklich, zusammen mit meinen Schwestern etwas von der Harmonie von einst zurückzuholen.

Ich hatte ein schönes Verhältnis zu meinen Schwestern. Der frühe Verlust unserer Eltern – meine Mutter war mit knapp fünfzig einen sehr schnellen, sehr hässlichen Krebstod gestorben; mein Vater folgte ihr zwei Jahre später während einer Operation an der Bauchschlagader – hatte uns zusammengeschweißt, obwohl unsere Leben wenig miteinander gemein hatten. Ich war mit Abstand die Jüngste von uns vieren – die Einzige, die sich noch mitten in der »Familienaufbauphase« befand. Sigrid und Lisa, die Ältesten, hatten sich blutjung mit amerikanischen

Soldaten verheiratet und waren in die USA ausgewandert. Beide waren längst geschieden und lebten mit ihren inzwischen erwachsenen Kindern wieder in Deutschland. Sigrid hatte das Leben vor eine besonders schwierige Aufgabe gestellt: Ihr Sohn Stephen war mit einer sehr schweren Form des Downsyndroms auf die Welt gekommen und seine Erziehung gestaltete sich so nervenaufreibend, dass sie meine Schwester zeitweise in tiefe Depressionen stürzte. Ulla, die Dritte im Bunde, hatte nie viel von eigenen Kindern gehalten und einen Stall voller Pferde vorgezogen. Doch auch für sie war ein Weihnachten ohne die glänzenden Augen von Jodie und Pauline kein richtiges Weihnachten mehr.

In diesem Jahr hatte der Weihnachtsmann ein ganz besonderes Geschenk unter den Tannenbaum gelegt: ein Neugeborenes, das seelenruhig schlafend von einem Arm zum nächsten wanderte und nur ab und zu ein Auge öffnete, um nach dem Rechten zu sehen.

»Mama, warum nauft Jens so schnell?«

»Psst, Jodie, leise! Er träumt was Schönes! – Und merk' dir: Es heißt schnaufen.«

GRAUE STÜHLE

Der erste Tag im neuen Jahr. Sonnig und warm. Jens' erster Ausflug in den Wald. Es wurde ein ausgedehnter Spaziergang bis in den späten Nachmittag. Stock und Stein konnten Jens nicht stören in seinem Schlaf, so dass ich regelmäßig seine Wange kitzelte, um mich zu vergewissern, ob er noch atmete. Es beruhigte mich, wenn er daraufhin die Nase rümpfte. Langsam taten mir die Brüste weh. Die frische Luft würde Jens hungrig gemacht haben. Ich musste nach Hause, stillen.

Stillen. Ein komisches Wort. Jens war immer still; er musste eher belebt als gestillt werden. Auch diesmal genügten ihm ein paar kräftige Züge. Gerade genug, um die Milchproduktion in Gang zu setzen. Vielleicht wurde es doch langsam Zeit für einen Arztbesuch.

Draußen dämmerte es bereits, als meine Töchter und ich es uns auf dem Wohnzimmerboden gemütlich machten. Meine Schwestern waren abgereist, in unser Haus war wieder Ruhe eingekehrt. Schnell noch einmal die Weihnachtsatmosphäre genießen, bevor der Christbaumschmuck in Kisten gepackt und für ein ganzes Jahr im Keller verschwinden würde. Jens lag auf meinem Schoß, schlafend. Pusje, unsere schwarze Katze, schnurrte auf dem Schaffell.

»Buch vorlesen, Mama!«

Mein Gott, da saßen die beiden, selbst noch in den Windeln und doch schon die Großen! An ihrem Brüderchen hatten sie ungefähr so viel Interesse wie an unserer Katze. Es war halt da und tat nicht viel. Meist lag es herum und schlief. Über die Katze durfte man wenigstens die Decke werfen und mit ihr Verstecken spielen, vorausgesetzt sie war gut gestimmt und ließ es sich gefallen.

Das mit der Milch, die aus Mamas Busen kam, war schon interessanter. »JodiesNine da auch trunken, Mama?« – »Ja, so habt ihr auch getrunken.«

Die beiden nannten sich immer in der Einzahl. Für sie gab es nicht Jodie und Pauline, sondern nur JodiesNine. Später im Kindergarten dann JodiePaulien. »JodiePaulien, komm mal her!« Meistens kamen sie beide. War ja auch egal, auseinanderhalten konnte man sie sowieso nicht.

Wie mag es wohl sein, wenn man vom ersten Augenblick seiner Existenz an mit jemand anderem zusammen ist? Kann man dann seine Gedanken lesen? Kann man seine Schmerzen fühlen, und tun sie einem genauso weh? Oder vielleicht noch mehr?

*

»Mama, macht Jens da?« Jodie schaut fragend auf ihren Bruder. Jens spuckt. Ein Schwall Muttermilch landet ohne Vorwarnung auf meinem Pulli. Nichts Ungewöhnliches für ein Baby. Ich blicke in Jens' Gesicht. Sehe die Schweißperlen auf der Stirn, seine Haare sind klatschnass. Er schaut mir direkt in die Augen. Dann driftet sein Blick ab. Das Blau seiner Augen verdreht sich himmelwärts, so dass nur noch das Weiß der Augäpfel zu sehen ist. Seine Haut wird fahl, grün. Jens stirbt.

Verdammt! Ich brülle wie von Sinnen nach meinem Mann, von dem ich nicht weiß, wo im Haus er sich gerade befindet: »Kees, ruf den Notarzt an, SOFORT. Sag, ein Kind stirbt!«

Was ich jetzt tue, geschieht instinktiv, ich weiß nicht, ob es richtig oder falsch ist. Während ich meinem Mann Instruktionen gebe – »Wähle 110 … ein Neugeborenes mit Herzstillstand … es ist kritisch … Adresse … mach das Licht draußen an!« – reiße ich Jens die Kleider vom Leib, danach alle Fenster auf.

Atme, Jens, atme!

Jens liegt schlaff und schweißnass in meinen Armen. Die Mädchen haben sich in eine Ecke verzogen, ich nehme sie nicht mehr wahr. Ich höre einen Notarztwagen vorfahren. Ich höre Menschen mit schweren, zielstrebigen Schritten die Stufen zur geöffneten Haustür hochlaufen. Viele Menschen. Sie kommen auf mich zu. Sie bringen das grelle Licht der Straßenlaterne mit. Es ist kalt im Zimmer. Ich lege mein regloses Kind auf den Esszimmertisch.

Der ganze Raum scheint ausgefüllt von orangefarbenen Anzügen mit silbernen Reflektorstreifen. Entfernt nehme ich wahr, wie mein Mann mit den Mädchen in der Ecke sitzt, eine im rechten Arm, die andere im linken, und mit ihnen das Unfassbare zu besprechen versucht. »Jens krank! Tütata-Männer kommt.« – »Ja, Jens ist ein bisschen krank.« – »Jens mitnehmt?« – »Ja, ich denke sie nehmen ihn mit. Mama geht auch mit.« – »Mama auch mitgeht?« – »Ja.« – »Mama wiederkommt?«

Der Notarzt, ein Mann mittleren Alters, spricht ruhig und bestimmt, während er Jens untersucht und an den tragbaren Monitor anschließt. Jens scheint sich zu erholen. Er atmet, sein Herz schlägt, ein wenig Farbe ist in sein Gesicht zurückgekehrt.

War meine Reaktion übertrieben? Hatte er sich vielleicht nur an der Milch verschluckt? Insgeheim hoffe ich, dass man mir sagt: »Alles in Ordnung, es war nur der Schreck.« Gefasst beantworte ich die Fragen des Arztes.

»Wir bringen ihn jetzt in die Kinderklinik. Zur Sicherheit. Sie wollen bestimmt mitfahren?« Ich fahre mit, natürlich. Ich denke kurz daran, wie ich aussehe. Ein ausgeleierter Pulli, auf dem erbrochene Milch klebt, eine löchrige Trainingshose, ungeschminkt und schlecht gekämmt, wie an all den Sonntagen, die man zu Hause verbringt.

Jemand schlägt eine Decke über Jens, ein anderer pustet ihm mit einem Blasebalg Sauerstoff ins Gesicht. Er wird hochgenommen und zum Krankenwagen getragen.

Ich habe keine Zeit mehr, über meinen Aufzug nachzudenken. Ich steige mit den orangefarbenen Menschen in den Krankenwagen. Dort liegt Jens reglos auf einer viel zu großen Pritsche. Eine Sauerstoffbrille bläst ihm Luft in die Nase. Während die Tür des Rettungswagens zugezogen wird, sehe ich Kees mit Jodie und Pauline in der Haustür stehen. Sie schauen uns nach, als wir davonfahren. Einige Nachbarn haben sich auf der Straße versammelt oder lugen hinter ihren Vorhängen hervor.

Es ist das erste Mal, dass ich in einem Krankenwagen sitze. Bisher habe ich ihn immer nur davonfahren sehen, wenn das Herz meines Vaters streikte.

Eine Rettungssanitäterin hat neben mir auf der Bank Platz genommen. »Es ist alles ein wenig überdimensioniert für so ein kleines Baby«, sagt sie, während sie das EKG schreibt. Sie entschuldigt sich, dass sie Jens nicht anständig installieren kann. »Als wir von einem Herzstillstand hörten, dachten wir, es handele sich um einen erwachsenen Menschen. Sonst wären wir mit dem Babynotarztwagen gekommen.« Mir ist das alles egal. Solange das EKG Zacken schreibt.

»Wie war seine Geburt? Ist Ihnen irgendetwas aufgefallen in den letzten Tagen?« Die Sanitäterin strahlt Ruhe aus. »Seine Geburt war ganz normal. Er hat ein bisschen schnell geatmet in letzter Zeit. Und schon immer viel geschlafen. Haben Sie eine Ahnung, was mit ihm los ist?« Sie verneint. »Wir bringen ihn in die städtische Kinderklinik. Dort werden alle notwendigen Untersuchungen gemacht.«

»Du kannst ruhig Dampf machen«, sagt der Mann vorne neben dem Fahrer. Das Martinshorn geht an. Der Wagen wird schneller. Die Männer schweigen.

»Wie alt sind Ihre Töchter? Sind sie Zwillinge?«, fragt mich die Frau. »Ja. Zwillinge. Sie sind zwei Jahre alt.« Auch ich spreche nicht viel, halte nur Jens' Hand. Ich gebe mich gefasst. Ich gehe davon aus, dass das Ganze nur eine Episode ist. Vielleicht wird man Jens ein paar Tage in der Klinik behalten, bis er sich erholt hat. Ich nehme mir vor, ihn nicht alleine zu lassen. Kees muss mir anständige Kleider und Waschzeug bringen.

Wir halten an. Ich habe keine Ahnung, in welchem Teil der Stadt wir sind. Ich darf Jens vom Krankenwagen ins Klinikgebäude tragen. In einem Untersuchungszimmer fordert mich eine Schwester auf, Jens auf den Untersuchungstisch zu legen. Dann verabschieden sich die Sanitäter von mir: »Viel Glück!« Die Schwester stöhnt. »Ich rufe gleich die Oberärztin. Wir sind ein bisschen knapp mit Personal heute. Ein Notfall nach dem anderen. Typisch Neujahr!«

Unter der Wärmelampe packen wir Jens aus und messen Fieber. 41 Grad. Trotzdem fühlt er sich eiskalt an. Wir wickeln ihn in ein Handtuch. Die Oberärztin kommt herein, eine kleine, rundliche Frau mit kurzen Haaren, der die Hektik des Tages deutlich ins Gesicht geschrieben steht. Sie wirkt müde. Während ich ein zweites Mal berichte, was zu Hause passiert ist, untersucht sie Jens. »Ich muss ihn mit auf Intensiv nehmen«, sagt sie. »Vielleicht füllen Sie solange die Aufnahmepapiere aus? Warten Sie am besten hier im Gang. Wir sagen Bescheid, sobald wir mehr wissen.«

Die Schwester erklärt mir, wo ich hinmuss, um den Papierkram zu erledigen. Ich stelle fest, dass ich nichts dabeihabe, außer den schmutzigen Kleidern auf meinem Leib. Nicht einmal Geld fürs Münztelefon. Die Dame an der Pforte leiht mir ein paar Münzen. »Ich brauche das Versicherungskärtchen und den Impfpass«, erinnert sie mich. Dann rufe ich Kees an.

Es gibt nicht viel, was ich ihm berichten kann. »Kannst du mir sicherheitshalber eine Tasche mit Klamotten und so packen? Und irgendwas für die Nacht. Ach ja, auch den Fön und die Haarbürste. Es kann sein, dass wir einen Babysitter für die Mädchen brauchen. Kannst du Sigrid anrufen?«

Dann setze ich mich auf einen der grauen Plastikstühle im Gang und warte. Ich bin allein. Wie spät ist es? Acht Uhr, neun Uhr? Ich denke daran, dass meine Brüste bald anfangen werden zu schmerzen. »Ich muss die Krankenschwester fragen, ob ich Jens stillen darf. Er muss bald wieder Hunger haben«, denke ich.

Irgendwann kommt die kleine rundliche Ärztin den Gang hinunter. Sie ist verschwitzt, ihre Haare strähnig. »Ich muss den Chefarzt holen. Das wird ein bisschen dauern, wegen dem Feiertag.« Wieder denke ich daran, wie schrecklich ich aussehe. So kann ich doch keinem Chefarzt gegenübertreten! Ich bin nicht glücklich mit mir. Und warte.

Eine der grauen Türen öffnet sich und ein großer Mann kommt auf mich zu. Er hat ein Röntgenbild in der Hand.

Der Chefarzt? »Wir wissen leider immer noch nicht genau, was mit Ihrem Kind ist. Auf dem Röntgenbild hier sieht sein Herz sehr groß aus. Vielleicht hat er Nahrung aspiriert.« Er hält das Bild ins Licht. Ich habe keine Ahnung, wie groß ein Babyherz auf einem Röntgenbild sein muss. Ich hätte nicht einmal erkannt, dass das auf dem Bild ein Herz sein soll.

»Wir warten auf den Herzspezialisten. Der wird einen Ultraschall machen. Sind in Ihrer Familie Herzkrankheiten bekannt?« – »Mein Vater hatte mehrere Herzinfarkte«, antworte ich. »Und meine Schwester hat ein Kind mit Downsyndrom und einem Herzfehler. Unsere Katze lag übrigens neben mir, als Jens erbrochen hat. Kann es sein, dass er eine Allergie hat? Oder einen Virus?« Wann kann ich ihn mit nach Hause nehmen, wo kann ich ihn stillen, er muss doch etwas essen!

»Das mit der Allergie ist ausgeschlossen.« Es liegt etwas Beunruhigendes im Blick des großen, schlanken Chefarztes, den ich nach dieser kurzen Begegnung nie mehr wiedersehen werde. »Wir können jetzt noch nichts sagen, wir müssen auf den Spezialisten warten. Ich hoffe, wir erreichen ihn.«

Hat Jens etwas mit dem Herzen? Doch nicht etwa dieses Loch? Der Sohn meiner Schwester hatte ein Loch im Herzen. Er musste operiert werden. Als Baby, in Amerika. Er hat eine große Narbe auf der Brust. Einen Wulst. Ich rufe Kees an. Und warte.

Ich erinnere mich an ein Gespräch mit dem Gynäkologen, der mir im vierten Schwangerschaftsmonat den Muttermund zuflickte: »Kann ich den Fruchtwassertest gleich mitmachen lassen, wenn ich sowieso unters Messer muss?« – »Nein, das ist nicht möglich. Einen Fruchtwassertest kann man frühestens im fünften Monat machen.

Aber wäre es denn sinnvoll, den Muttermund zuzunähen, damit das Kind drinbleibt, und im gleichen Atemzug zu testen, ob es wegsoll?« Nein, das machte keinen Sinn.

Einige Zeit später kommt die Ärztin wieder. Sie wirkt nervös. Gehetzt. Einer dieser Feiertage, wo sie alleine auf Station ist und sich um zehn Notfälle gleichzeitig kümmern muss. »Ich habe einen Ultraschall vom Herzen gemacht, aber ich bin keine Spezialistin. Ich hoffe nur, dass sich mein Verdacht nicht bestätigt. Wir warten immer noch auf den Kardiologen. Er ist eigentlich gar kein Kinderkardiologe. Er schaut sich nur in Ausnahmefällen Kinder von uns an. Wir haben Ihren Sohn in ein Wärmebettchen gelegt und ihm ein wenig zusätzlichen Sauerstoff gegeben. Im Moment schläft er.« Ich überlege einen Moment, ob ich die Ärztin nach einer Milchpumpe fragen soll, lasse es dann aber bleiben. Ich beschließe, Kees nicht anzurufen, bevor ich Konkreteres weiß. In meinem Kopf schwirren tausend Gedanken und doch ist er wie leer gefegt.

Irgendwann, es muss gegen Mitternacht sein, bittet man mich in ein Zimmer. Ich sehe Jens in einem Glasbettchen liegen, nur mit einer Windel bekleidet, eine Kanüle im Kopf. Die zwei Schläuche der Sauerstoffbrille sind an seinen Wangen festgeklebt. Er sieht so friedlich aus. So winzig.

Ein stämmiger Mann ist gerade dabei, ein Ultraschallgerät neben Jens zu platzieren. »Sie sind die Mutter?«, fragt er, ohne mich anzuschauen. »Ich werde jetzt einen Herzschall von Ihrem Kind machen. Ich hoffe mal nicht, dass sich die Diagnose der Frau Kollegin bestätigt. Setzen Sie sich an diese Seite.« Er schiebt mir einen Hocker zu. Die rundliche Ärztin betritt das Zimmer und stellt sich vor das Glasbettchen, den Blick auf den Monitor des Ultraschallgeräts gerichtet.

Wie oft werde ich die Handbewegungen noch sehen, die nun folgen? Zweihundert Mal, fünfhundert Mal? Der Kardiologe zieht den Schallkopf aus der Halterung. Mit der anderen Hand nimmt er eine weiße Tube mit blauer Aufschrift und drückt einen Streifen glibberigen Gels auf den Schallkopf. »Das Gel ist angewärmt«, sagt er, bevor er den Schallkopf auf Jens' Brustkorb setzt. Mit knappen Worten beschreibt er, was er auf dem Monitor sieht: »Komplexes Vitium mit hypoplastischem linken Ventrikel, Mitralatresie, Double Outlet Right Ventricle, D-Malposition der großen Arterien, subpulmonales Infundibulum.« Ich sehe, wie die Ärztin beide Hände auf ihre verschwitzten Wangen legt und mit entsetzt aufgerissenen Augen den Monitor anstarrt. »Oh Gott, oh Gott«, höre ich immer wieder.

»Sie hatten recht«, sagt der Kardiologe, den Blick starr nach vorn gerichtet. Dann schaut er mich kurz an: »Ihr Kind muss sofort in eine Herzklinik. Die können Ihnen sagen, was genau mit ihm ist. Sie würden es jetzt sowieso nicht verstehen. Es ist ein Herzfehler der komplizierteren Sorte. Das muss operiert werden.« Er schaut zu seiner Kollegin: »Wen wollen Sie anrufen?« Die Ärztin bittet mich ohne viele Worte, noch einmal draußen im Gang Platz zu nehmen: »Wir rufen Sie dann.«

Ich lasse mich auf einen der grauen Plastikstühle fallen und starre an die Wand. Was denke ich? Ich denke daran, dass ich nichts verstanden habe. Ich frage mich, wie ich das alles den Mädchen erklären soll. Ich denke darüber nach, wo ich jetzt, mitten in der Nacht, ein Milchabpumpgerät herbekommen soll. Wo ich mich duschen soll, wenn ich die ganze Nacht über im Krankenhaus bleiben muss. Wer auf die Mädchen aufpassen wird, wenn Kees und ich mit Jens in ein anderes Krankenhaus fahren müssen. Dass ich mir noch mal Geld zum Telefonieren besorgen muss.

Denke ich darüber nach, dass Jens sterben könnte? Nein, ich glaube nicht. Ich glaube, die Natur hat es so vorgesehen, dass man in derartigen Situationen einfach nur funktioniert. Sich auf das Notwendige konzentriert, ohne an morgen zu denken. Ich habe keine Ahnung, was mein Sohn hat. Irgendetwas mit dem Herzen. Ein Loch. Ich weiß ja nicht einmal, wie ein Herz funktioniert! Beschämend, bei der Schulbildung.

Eine Krankenschwester ruft mich ins Zimmer. Jens liegt immer noch reglos in seinem Glasbettchen. Die Ärztin telefoniert. Ich gehe zu Jens und streichle seine Hand. Der kleine Engel. Ich bin verraten und verkauft an dieses Baby.

»Ja, den Hubschrauber. Kommen Sie mit dem Hubschrauber. – Gut, bis in einer Stunde dann.« Die Ärztin legt den Hörer auf und stellt sich neben mich. »Es tut mir so leid für Sie!« In ihrer Stimme liegt Mitgefühl. »Ihr Sohn hat einen schlimmen Herzfehler. Ihm fehlt eine Herzkammer. Noch dazu die linke. Das ist etwas ganz Seltenes. Im Moment ist er stabil, aber er muss schnell in ein Kinderherzzentrum. Wahrscheinlich operieren die ihn dort noch heute Nacht.« Sie schaut Jens an. »Es tut mir so leid!« Dann verschwindet sie durch die Tür.

Es ist still im Zimmer. Das Licht ist gedämpft, von irgendwoher gurgelt es; ich höre das Piepen eines Monitors. Sind außer Jens noch andere Kinder im Zimmer? Ich erinnere mich nicht mehr. Die Krankenschwester kommt auf mich zu: »Wie geht es Ihnen?« – »Ich kann mir gar nicht vorstellen, dass mit Jens etwas nicht stimmen soll. Er sieht so friedlich aus.« – »Er schläft jetzt. Wir haben ihm ein Fieberzäpfchen gegeben und etwas zur Beruhigung.« Wir stehen vor dem Glasbettchen und betrachten das Baby. »Ich muss noch mal mit meinem Mann telefonieren. Haben

Sie eine Ahnung, wo ich ein paar Münzen herbekommen kann? Ich habe überhaupt kein Geld bei mir.« – »Ich werde Ihnen Münzen besorgen. Kann ich sonst noch irgendwas für Sie tun?«

Mittlerweile ist es zwei Uhr morgens. Draußen tobt ein Schneesturm. Kein Zeichen vom Hubschrauber. Die rundliche Ärztin telefoniert. »Das Team hat sich vor einer Stunde auf den Weg gemacht«, sagt sie. Drei Uhr. »Das Team musste umkehren, weil der Schneesturm zu heftig war. Sie kommen jetzt mit dem Notarztwagen. Aber bei dem Schneesturm …« Die Ärztin ist mit ihren Nerven am Ende. Sie will nach Hause.

Zwischenzeitlich ist Kees eingetroffen. Wir sitzen auf den grauen Plastikstühlen, unfähig einzuordnen, was geschehen ist. Wir reden nicht viel, sind versunken in unsere Gedankenwelten. Wir gehören nicht zu den Menschen, die sich weinend in den Armen liegen und beieinander Trost suchen. Vielleicht haben wir noch nicht begriffen, dass es einen Grund zum Weinen gibt.

Ich erinnere mich, dass ich vor zehn Jahren schon einmal auf solchen grauen Stühlen gesessen habe. Zwei Tage vor dem Tod meiner Mutter im Zimmer des Arztes, der mich und meinen Vater zu sich gerufen hatte, um uns zu sagen, dass es keine Hoffnung mehr gebe für Mama, dass der Krebs ihren Körper in erschreckender Geschwindigkeit in Besitz genommen habe. Lediglich die Schmerzen könne man ihr noch nehmen. Mein Vater und ich hörten zu, unfähig, unsere Emotionen zu zeigen. Wir umarmten uns kurz in diesem Zimmer, das erste Mal in unserem Leben, aber wir konnten einander keine Wärme geben. Wir wussten weder, wie man Trost spendet, noch wie man ihn empfängt. Den Weg nach Hause legten wir wortlos zurück. Wortlos, wie unser ganzes gemeinsames Leben.

Wir hatten zwanzig Jahre unter demselben Dach gelebt und doch wussten wir nichts voneinander.

Wie gut kennen sich die beiden Menschen, die heute auf den grauen Stühlen sitzen?

Gegen vier Uhr morgens trifft das Team ein. Es besteht aus einem bebrillten, sehr korrekt wirkenden Oberarzt um die vierzig, einem Assistenzarzt und einer kleinen, schwarzhaarigen Krankenschwester. In ihren blauen Uniformen kommen sie auf uns zu. Die Schwester schiebt einen Brutkasten vor sich her.

»Guten Tag, Beckmann. Sie sind die Eltern? Wir verlagern Ihr Kind jetzt in den Transportinkubator und fahren dann ins Kinderherzzentrum.« Das Team verschwindet sofort hinter der Tür. Die Zeit drängt. Eine weitere Stunde vergeht. Die Tür öffnet sich. Der Oberarzt steuert auf uns zu und lässt sich auf einem der grauen Plastikstühle nieder. Er sieht angestrengt aus, sein Blick ist ernst.

»Sie wissen bereits, dass Ihr Sohn mehrere komplexe Herzfehler hat. Er hat eine Mitralatresie, das bedeutet, eine nicht funktionierende, in seinem Fall vollständig verschlossene Herzklappe zwischen linkem Vorhof und linker Herzkammer. Als Folge davon ist die linke Herzkammer hypoplastisch, also praktisch nicht vorhanden.« Ich fühle mich zu leer, um nach weiteren Erklärungen zu fragen. Vor wenigen Stunden habe ich nicht einmal gewusst, dass ein Herz vier Kammern hat. Es ist zu viel.

»Was ist denn gestern Abend bei Jens passiert?«, fragt Kees.

Dr. Beckmann holt tief Luft. »Sie wissen vielleicht, dass bei Babys im Mutterleib die Herzscheidewand noch nicht geschlossen ist. Der Lungenkreislauf spielt im Mutterleib keine Rolle. Das Baby atmet sozusagen über die Nabelschnur. Nach der Geburt muss es sein Blut über die Lunge selbst mit Sauerstoff anreichern. Deswegen muss sich die Scheidewand schließen. Bei manchen Kindern passiert das innerhalb von 24 Stunden, bei manchen dauert es ein paar Tage. Dann hat das Kind zwei getrennte Blutkreisläufe. Rechts kommt das verbrauchte Blut über zwei Venen ins Herz und geht von dort über die Lungenschlagader in die Lunge. Links kommt sauerstoffreiches Blut aus der Lunge ins Herz und geht über die Aorta in den Körper. Wenn, wie bei Ihrem Sohn, die Aorta aus der rechten statt aus der linken Herzkammer entspringt, hat der Verschluss der Scheidewand zur Folge, dass das Blut, das aus der Lunge ins Herz zurückfließt, nicht mehr wegkann. Es staut sich in die Lunge zurück, die Lunge wird überflutet und der Körperkreislauf bricht zusammen. Bei Ihrem Kind ist gestern der Zeitpunkt gekommen, wo sich die Scheidewand geschlossen hat. Drei Wochen sind eine ungewöhnlich lange Zeit dafür.« Dr. Beckmann hält einen Moment inne. »Im Herzzentrum wird bereits alles für eine Katheterisierung Ihres Kindes vorbereitet. Wir werden versuchen, mit einem kleinen Ballon ein Loch in die Scheidewand zu reißen, damit zumindest das Blut abfließen kann. Das ist aber nur eine provisorische Maßnahme, die ein Überleben für die nächsten Tage sicherstellen soll. Über das weitere Vorgehen müssen wir uns im Team besprechen.« Was er sagt, klingt wie einstudiert. Jetzt wird sein Blick wieder ernst: »Wir hatten gerade eine sehr kritische Situation. Als wir Ihren Sohn in den Transportinkubator umlagern wollten, ist er dekompensiert. Es hat lange gedauert, ihn zurückzuholen. Wir hoffen, dass er während der Überfahrt ins Kinderherzzentrum stabil bleibt. Am besten fahren Sie uns mit dem Auto hinterher und gehen dann direkt auf die Station Ki2.«

Manchmal ist es gut, nicht über alles Bescheid zu wissen. In dieser Nacht ist es gut für mich, nicht zu wissen, was dekompensieren bedeutet.

Ich sehe, wie sich der Assistenzarzt und die Krankenschwester mit dem Transportinkubator entfernen. Durch seine Wände kann ich Jens nicht sehen.

Ein letzter, ernster Blick von Dr. Beckmann. »Ihr Sohn hatte großes Glück. Zu Hause hätte er diese Nacht nicht überlebt.«

*

Wie konnte es bloß geschehen, dass Jens in meinen Armen einen Tod auf Raten starb, während ich mich dem Trugschluss hingab, er sei kerngesund? Der Gedanke, dass er drei Wochen lang stumm um Hilfe gerufen hatte mit seiner Kurzatmigkeit, seinen ewig kalten Händen und Füßen und seinen vorschnell beendeten Stillmahlzeiten und ich das nicht bemerkt hatte, nicht hatte deuten können oder es vielleicht sogar ignorierte, weil es den weihnachtlichen Frieden getrübt hätte, war wie ein Faustschlag ins Gesicht.

Wenn ich meinen Sohn am 1. Januar 1998 zum Schlafen in die Wiege gelegt hätte, hätte ich ihn am nächsten Morgen tot aufgefunden. »Plötzlicher Kindstod« hätte man dann gesagt, und ich hätte mir vor Verzweiflung die Kugel gegeben.

AUF STATION

Gegen sechs Uhr morgens erreichten Kees und ich die Ki2, die kinderkardiologische Intensivstation. Der Professor nahm uns im Flur in Empfang. Ein großer, feingliedriger Mann mit weißem Haar, Mitte fünfzig vielleicht. »Wir gehen am besten ins Elternzimmer, da ist es ruhig.«

Die türkische Mutter, die sich auf dem Sofa ihr Nachtlager bereitet hatte, wurde geweckt und verließ schlaftrunken den Raum. Wir setzten uns an den Tisch. Ikea. Der Professor schob angebrochene Lebkuchenpackungen und Tassen vom Vortag zur Seite und kritzelte die Umrisse eines Herzens auf einen kleinen weißen Zettel. In dem Zimmer herrschte eine seltsame Mischung aus Heimeligkeit und Anspannung. Draußen war es noch dunkel. Durch die weihnachtlich verzierten Fenster sah man Schneeflocken im Schein der Straßenlaternen tanzen. Es roch nach Weihnachtstee. Noch vor ein paar Stunden hatten sich Menschen zum Plaudern und Vespern hier getroffen. Jetzt bemühte sich ein weißhaariger Professor, einem ausgelaugten Elternpaar das »komplexe Vitium« ihres Kindes zu erklären. Wie oft war er hier schon übermüdeten Eltern gegenübergesessen, von denen er wusste, dass sie die meisten seiner Worte sowieso nicht verstanden?

Trotzdem hatte die Art dieses Mannes etwas Beruhigendes. Er hatte eine sanfte Stimme mit freundlichem Akzent. Es gelang ihm, uns glauben zu machen, dass unser Sohn vorerst in Sicherheit war, obwohl er auf der

Fahrt ins Kinderherzzentrum noch einmal dekompensiert war. Deswegen hatte man unverzüglich mit dem Nötigen beginnen müssen, ohne unser schriftliches Einverständnis abzuwarten. »Ich gehe jetzt zu ihm in den OP. Wir sehen uns später.«

Kees und ich blieben alleine in der Elternküche zurück. Zwischenzeitlich waren aus meinen Brüsten schmerzhafte, harte Bälle geworden. Ich musste dringend Milch abpumpen. Die Abwicklung dieses eigentlich banalen Unterfangens sollte mich darauf vorbereiten, wie kompliziert und nervenaufreibend sich Sachverhalte in einem hoch spezialisierten Herzzentrum gestalten konnten, die nicht unmittelbar mit den »komplexen Vitien« der Patienten in Zusammenhang standen. Den Schwestern der Ki2 sollte mein Verhalten einen Anhaltspunkt dafür geben, in welche Schublade ich einzuordnen war: hysterische Mutter.

Durch Jodie und Pauline wusste ich, dass es so etwas wie eine Milchpumpe gab. Sonst wäre ich nie auf die Idee gekommen, die Schwestern danach zu fragen.

»Wir haben auf Intensiv keine Milchpumpen mehr. Drei Stockwerke höher gibt es ein Abpump-Zimmer mit allem, was Sie brauchen.«

Fahrstuhl in den fünften Stock. Dort schickte mich eine Schwester in das winzige Abpump-Zimmer, das eigentlich eine Besenkammer war. Es gab viele Kisten mit Einzelteilen für Milchpumpen, doch ließ sich daraus kein komplettes Gerät zusammenbauen. Es fehlte ein kleines blaues Gummiteil. Ich machte mich auf die Suche nach einer Schwester.

»Ich habe leider keine Ahnung von den Milchpumpen. Das regeln die Mütter selbst. Vielleicht fragen Sie noch mal auf Intensiv?«

Drei Stockwerke tiefer. Kopfschütteln. »Eva, hast du eine Ahnung, in welchem Schrank wir die Milchpumpen haben?« – »Nein, da ist nichts mehr drin. Wegen dem Feiertag sind alle Vorräte aufgebraucht. Sie können mal in der Sterilisationsabteilung im Keller nachfragen. Ich weiß allerdings nicht, ob schon jemand da ist.«

Keller. Als ich dieses blöde blaue Gummiteil aufgetrieben und mein Geschirr zusammengeschraubt hatte, stellte ich fest, dass der dazugehörige elektrische Apparat nicht funktionierte. Ratlosigkeit im fünften Stock. Also alles noch einmal von vorne.

Zweiter Stock. Mein Ton war jetzt wesentlich gereizter. »Hören Sie, ich habe vor über zwölf Stunden das letzte Mal gestillt. Ich muss jetzt abpumpen!« Ich hatte gelesen, dass sich schmerzhafte Abszesse in den Brüsten bilden, wenn sie nicht regelmäßig entleert werden. Das würde mir gerade noch fehlen! Außerdem musste Jens doch etwas zu essen haben, wenn er wieder wach war – oje, er hatte noch nie aus einer Flasche getrunken!

Die Schwester telefonierte eine Weile herum und lief dann los, um von irgendwoher einen funktionierenden Apparat zu holen. Damit setzte ich mich in das fensterlose Kabuff im fünften Stock, presste eine Art Trichter auf meine Brust und hörte eine halbe Stunde lang dem monotonen, hypnotisierenden Gesurre der Zapfanlage zu, die Tropfen für Tropfen wässrige Milch aus mir herauszog. Eigentlich war ich davon ausgegangen, so ein entwürdigendes Ding nie wieder in die Hand nehmen zu müssen. Doch ich wusste, dass die Quelle innerhalb weniger Tage versiegt sein würde, wenn ich nicht literweise bitteren Milchbildungstee in mich hineinschüttete und mindestens fünf Mal täglich pumpte.

»Wenn Ihr Kind zurückkommt, ist es beatmet und wird

für 24 Stunden intravenös ernährt. Ihre Milch brauchen wir im Moment nicht«, kommentierte die Schwester die 80 ml, die ich mir mühevoll abgerungen hatte. Ich sah, wie sie den Inhalt der Plastikflasche in den Ausguss kippte und war schockiert. Zu diesem Zeitpunkt konnte ich nicht ahnen, dass ich monatelang pumpen und mit drei Viertel meines Ertrags genau das Gleiche tun würde. Doch meine Milch sollte zukünftig das Einzige sein, was mir die Illusion verlieh, einen Beitrag zum Überleben meines Kindes zu leisten. Das letzte Stückchen Verantwortung, das ich mir nicht aus den Händen nehmen lassen wollte.

*

Morgengrauen. Jens ist »auf Station«. Eine blau-uniformierte Krankenschwester führt uns zu ihm. Er sieht aus wie eine reglose, aufgedunsene Puppe. Das Baby, das noch vor wenigen Stunden wonnig schlummernd in meinen Armen lag. Jetzt sind seine Augen geschwollen, seine Lider mit einem Streifen weißer Salbe versiegelt, und in seinem Mund steckt ein dicker Schlauch, durch den ein brummender Apparat Luft presst, so dass sich sein Brustkorb in regelmäßigem Takt hebt und senkt wie der einer Erste-Hilfe-Attrappe. Aus mehreren Stellen in seinem Körper entspringen Kabel, die in überdimensionale, ferngesteuerte Spritzen an einem Metallgestell münden. Sein Oberkörper ist vollständig mit Elektroden beklebt, die an einen piependen Monitor angeschlossen sind. Wie gut, dass ich durch die Geburt von Jodie und Pauline zumindest andeutungsweise auf diesen Anblick vorbereitet bin.

Keinen Meter von Jens entfernt liegt ein kleines Mädchen mit gekrümmtem Rücken und schütterem blonden Haar. Reglos, beatmet, wie mit einer Luftpumpe. Pft, pft,

pft. Aus einem dicken Schlauch zwischen ihren Rippen fließt gelblich-rote Flüssigkeit in riesige Plastikbeutel, die an ihrem Bett befestigt sind. Ich erschaudere.

Kees und ich setzen uns neben Jens.

Wie in der Elternküche, herrscht auch hier im großen Zimmer eine bestimmte Atmosphäre, diese Ruhe vor dem Sturm. Die Frühschicht hat noch nicht begonnen, noch ist es ganz still. Acht kleine Wesen liegen reglos in ihren Glasbettchen. Das gleichmäßige Tüt, Tüt, Tüt der Monitore, das leise Gurgeln der Beatmungsgeräte und das Surren der Infusionsflaschen machen schläfrig. Goldgelbe Kurven bewegen sich unentwegt über die Monitore an den Kopfenden der Betten. Auch das große Zimmer ist weihnachtlich geschmückt. Selbst gebastelte Weihnachtsmänner hängen von der Decke und die Lichterketten an den winterdunklen Fenstern verbreiten ein warmes Licht. Doch das alles täuscht nicht über die Präsenz des Damoklesschwerts hinweg, das über diesem Zimmer hängt.

Sanft streichle ich Jens' Arm und flüstere: »Hallo Jens, wir sind bei dir.« Ich bin mir sicher, dass er unsere Anwesenheit auf irgendeiner Ebene seines Bewusstseins spüren kann. »Dr. Beckmann kommt gleich«, informiert die Schwester. »Sie haben sicher eine lange Nacht hinter sich. Kann ich Ihnen eine Tasse Kaffee bringen?« Wir nehmen dankend an. Wie gut dieser Satz tut!

Als Dr. Beckmann an Jens' Bett tritt, sieht er mitgenommen aus. Ein weiteres Mal bemüht er sich zu erklären, was geschehen ist. Ich verstehe: Jens hat ein halbes Herz. Die schlechtere Hälfte.

»Fahren Sie jetzt erst mal nach Hause. Im Moment können Sie hier wenig tun«, rät Dr. Beckmann.

Es gibt Situationen, in denen man nur funktioniert und ausschließlich an das denkt, was unmittelbar als Nächstes zu tun ist. In denen man Gefühlen nicht erlaubt, die Oberhand zu gewinnen, weil sie einen sonst lahmlegen würden. Nach Hause fahren. Den Töchtern erklären, was passiert ist, ohne dabei selbst in Tränen auszubrechen. Verwandte über das informieren, was man selbst noch nicht begriffen hat. Arbeitgeber benachrichtigen mit dem Hinweis, dass ungewiss sei, wann man die Arbeit wieder antreten könne. Endlich diesen Pulli ausziehen, auf dem immer noch die Überreste erbrochener Milch kleben. Duschen, ein paar Stunden unruhigen Schlaf finden. Ein leistungsstarkes Milchabpumpgerät auftreiben. Versuchen, alles zu begreifen.

Kees fiel siedend heiß ein, dass wir Jens noch nicht zusatzversichert und somit weder Anspruch auf Chefarztbehandlung noch auf Unterbringung im Einzelzimmer hatten. Als wir mit Jodie und Pauline nach Deutschland umgesiedelt waren, hatte ich auf diese Versicherung bestanden, denn die Tatsache, dass meine Mutter ihr Zimmer mit zwei Krebspatientinnen teilen musste und der schmerzhafte Abschied von ihr in Gesellschaft unbekannter Augenzeuginnen stattfand, hatte mich fix und fertig gemacht. Ich weiß noch, wie ich der Zimmerkollegin meiner Mutter heulend um den Hals fiel, als sie mit kahlem Kopf in ihrem Rollstuhl sitzend nach Hause durfte, während meine Mutter im Morphiumdelirium mit letzter Kraft ihre Gebete vor sich hin murmelte. Danach fragte ich mich, wie ich dieser Frau so zur Last fallen konnte, weil ich doch genau wusste, dass es ihr über kurz oder lang genauso ergehen würde wie meiner Mutter. Und ausgerechnet bei Jens hatten wir nun die Versicherung vergessen – doch wir hatten Glück, die Frist war noch nicht abgelaufen. Zu diesem Zeitpunkt wussten wir noch nicht, dass es in Kinderherzzentren keine Einzelzimmer gibt und Kinder mit »komplexen Vitien« automatisch Chefsache waren.

*

Nur wenige Stunden, nachdem Dr. Beckmann uns entlassen hatte, zitierte uns der weißhaarige Professor zurück in die Klinik. In seinem Büro sollte der Kurs für Jens' weiteres Leben festgelegt werden. Wieder sprach er zu uns auf seine väterliche Art.

»Wissen Sie, Ihr Kind hat einen sehr seltenen, sehr schweren Herzfehler. Ein Prozent aller Kinder kommen mit einem Herzfehler auf die Welt, davon wiederum ein Prozent mit einem so schweren. Die meisten dieser Kinder sterben ein paar Tage nach der Geburt, wenn der Herzfehler nicht während der Schwangerschaft entdeckt wird. Man kann den Herzfehler Ihres Sohnes nicht heilen. Man kann lediglich in mehreren Operationsschritten versuchen, Ihrem Sohn ein einigermaßen lebenswertes Leben zu ermöglichen. Die Operationstechniken stecken noch in den Kinderschuhen, und die Operationen sind riskant, aber die günstigen Fälle haben eine reale Chance. Ihr Sohn wird jedoch nie ein Herz haben, mit dem er alt werden kann. Irgendwann wird er ein Spenderherz brauchen. Wahrscheinlich im Jugendlichenalter. Manche Kliniken würden ihn jetzt sofort transplantieren. Wir sind allerdings der Meinung, dass das aus ethischen Gründen nicht vertretbar ist. Es wäre nicht fair, einem Kind zehn, fünfzehn Jahre zu schenken – so lange hält ungefähr ein Spenderherz –, um ihm dann zu sagen, dass es sterben muss. Wenn Jens das Herz erst als Jugendlicher erhält, hätte er beim heutigen Stand der Wissenschaft zumindest die Aussicht, fünfunddreißig, vierzig Jahre alt zu werden. Bis er so weit ist, tut sich noch viel in der Medizin, und es wird neue Möglichkeiten geben, sein Leben zu verlängern.«

Pause.

»Der Herzfehler Ihres Sohnes wäre eine Indikation gewesen, die Schwangerschaft abzubrechen. Sie können sich also selbstverständlich dafür entscheiden, Jens nicht operieren und alles seinen natürlichen Verlauf nehmen zu lassen. Ich denke, Jens wird uns den Weg zeigen, den er gehen will.«

Natürlicher Verlauf.

Ich dachte an den Beginn meiner Schwangerschaft. An das Kind, das trotz meiner physischen Unzulänglichkeiten und diverser Sicherheitsvorkehrungen in mir gewachsen war – das es geschafft hatte, seinen Zustand vor dem suchenden Schallkopf des Gynäkologen zu verbergen und meine Ablehnung in Akzeptanz, ja Freude zu verwandeln. Unglaubliche drei Wochen hatte Jens nach seiner Geburt durchgehalten, bevor er kollabiert war. Wie viel Lebenswillen musste ein Baby besitzen, wenn es fähig war, so lange zu »kompensieren« angesichts einer Umwelt, die seine leisen Hilferufe nicht wahrnahm?

Jens wollte leben, da war ich mir sicher. Ich wollte, dass er lebt.

DER PLAN

Wenn ich früh genug von Jens' Krankheit gewusst hätte, hätte ich eine Entscheidung treffen müssen. Und egal, wie diese Entscheidung ausgefallen wäre, sie wäre unerträglich für mich gewesen. Der heimliche Gedanke, ein werdendes, anonymes Leben im Keim zu ersticken, ist schnell da, aber was, wenn einem ganz offiziell die Mittel dazu zur Verfügung gestellt werden? Hätte ich es wirklich geschafft, den kleinen Menschen in mir abzutreiben, nachdem ich ihn mit eigenen Augen gesehen hatte? Und wenn ich mich gegen eine Abtreibung entschieden hätte und bereits während meiner Schwangerschaft Vorkehrungen für eine sofortige Operation mit ungewissem Ausgang hätte treffen müssen – hätte ich dann jemals gewagt, dieses Kind zu lieben? Doch hätte es seinen Weg durchstehen können oder wollen, wenn es sich meiner Liebe nicht sicher hätte sein können?

Die drei Wochen zu Hause im großen Bett waren eine Bedrohung für Jens' Leben gewesen, doch zugleich bildeten sie unsere Basis. Denn in diesen drei Wochen lernte ich, bedingungslos zu lieben und für diese Liebe alles andere hinten anzustellen. Ja, alles war genau richtig so, wie es gekommen war. Alles machte Sinn. Jens würde uns den Weg zeigen, den er gehen wollte.

Wie Kees wohl darüber dachte? Ich hatte ihm nie erzählt, was zu Beginn meiner Schwangerschaft in mir vorgegangen war, und er wusste nichts von dem Gespräch mit dem Gynäkologen. Über die Jahre hatte ich mir angewöhnt, meinen Herzenskummer mit mir selbst zu regeln. Ich hasste es, Sachverhalte, die mich betrafen, erklären und womöglich rechtfertigen zu müssen. Nein, Kees wäre sicher nie auf die Idee gekommen, nach dem Sinn oder Unsinn von Jens' Situation zu fragen. Er war ein Stratege. Für ihn war es wichtig, dass dieser Professor einen Plan hatte. Einen Plan, den man Punkt für Punkt abarbeiten konnte. Klang der Plan des Professors professionell und plausibel, würde Jens leben und gesund werden.

Der weißhaarige Professor erklärte uns, dass Jens in drei Schritten nach der neuartigen »Norwood-Technik« operiert werden solle.

Bei Jens hatte sich während der Schwangerschaft in der linken Herzhälfte statt einer Herzklappe eine undurchlässige Membran gebildet, wodurch die darunterliegende Herzkammer verkümmerte. Außerdem entsprangen bei Jens die Körperschlagader und die Lungenschlagader gemeinsam aus der rechten Herzhälfte. Das war für Jens zum lebensbedrohlichen Problem geworden, nachdem sich nach der Geburt die Herzscheidewand geschlossen hatte. Das Blut, das aus der Lunge in die linke Herzhälfte floss, konnte nicht mehr weg. Wie bei einem Gartenschlauch, den man vorne zuhält. Irgendwann platzt er, weil er dem Druck nicht mehr standhält. Es musste also schleunigst ein Loch in die Scheidewand gerissen werden, was in einem Noteingriff in der ersten Nacht im Kinderherzzentrum geschehen war.

Der Blutkreislauf war so zwar wiederhergestellt, aber weil Jens ja nur eine Herzkammer besaß, vermischte sich das sauerstoffreiche mit dem sauerstoffarmen Blut. Für ein Baby ist das nicht so schlimm, aber mit dem Älterwerden bringt es den Körper zunehmend in Bedrängnis.

Vor allem das Gehirn und die Organe leiden, weil sie nicht genügend mit Sauerstoff versorgt werden. Obendrein ist die rechte Herzhälfte, die normalerweise nur für den Lungenkreislauf zuständig ist, anatomisch zu schwach, um das Blut auch noch durch den Körper zu pumpen. Sie würde sehr bald ihren Dienst versagen.

In insgesamt drei Operationsschritten, benannt nach ihrem Erfinder Dr. Norwood, sollten deshalb die Blutkreisläufe getrennt und die rechte Herzkammer entlastet werden. Der Lungenkreislauf sollte komplett aus dem Herzen ausgelagert werden, indem man die Hohlvenen – die das verbrauchte Blut in die rechte Herzhälfte zurückbringen, bevor es von dort in die Lunge gepumpt wird – vom Herzen abtrennt und direkt auf die Lungenschlagader aufnäht. Alle drei Operationen sollten möglichst innerhalb der ersten zwei Lebensjahre stattfinden.

DAS GROSSE ZIMMER

Zwei Wochen nachdem Jens ins Herzzentrum eingeliefert worden war, wurde er erneut operiert. In den ersten postoperativen Tagen nach Norwood 1 gab es nicht viel, was ich für ihn tun konnte außer ihn zu streicheln, ihm etwas zuzuflüstern und ängstlich den Kurven seines Monitors zu folgen. Das tat ich mindestens zwölf Stunden täglich. Jens war beatmet, relaxiert, sediert und auf das Zweifache seiner eigentlichen Größe angewachsen: Als Reaktion auf die Operation an der Herz-Lungen-Maschine hatte sein Körper Wasser eingelagert und Ödeme gebildet. Niereninsuffizienz, erklärte man mir, und es sah furchterregend aus.

Ein Beatmungsgerät schüttelte Jens' kleinen Körper in einem bestimmten Rhythmus, und alle paar Stunden führten die Schwestern eine lange Kanüle in seinen Beatmungsschlauch ein, der bis zur Lunge vordrang und zähes, gelbliches Sekret heraussaugte. Diese Prozedur war eine Qual für alle kleinen Wesen, wenn sie aus ihrem Dornröschenschlaf erwacht waren und man begonnen hatte, die Dosis an Schmerz- und Betäubungsmitteln herunterzufahren. Beatmete Babys schreien lautlos. Lautlose Schreie, die einem durch Mark und Bein gehen, während sich die Körper der Babys mit letzter Kraft aufbäumen und sich gegen diese Manipulation ihres Inneren zu wehren versuchen. Bilder, die einen nie wieder verlassen.

Jens, was tun wir dir bloß an?

An den trainierten Gesichtern des Klinikpersonals

konnte man nicht ablesen, wie es um den Gesundheitszustand ihrer Patienten wirklich bestellt war. In regelmäßigen Abständen schlugen Monitore Alarm, und ich wurde unsanft gebeten, das Zimmer zu verlassen, während sich Ärzte an reglosen Körpern zu schaffen machten und Schwestern davonstürzten, um Infusionsflaschen mit neuen Medikamenten zu holen.

Nicht einmal der weißhaarige Professor konnte voraussehen, welche Überraschungen die kleinen Wesen am nächsten Tag, in den nächsten Stunden, in den nächsten Minuten bereithielten. Man konnte lediglich darauf reagieren und hoffen, dass das, was die Erfahrung einen gelehrt hatte, auch in diesem speziellen Fall funktionieren würde. Von Jens' Bett aus konnte ich das Ärzteteam beobachten, wie es mehrmals täglich vor einer Wand mit den aktuellsten Röntgenbildern stand, um über den Kurs für die nächsten 24 Stunden zu beratschlagen. Nach bestem Wissen und Gewissen versuchte man, die Fragen verzweifelter Eltern zu beantworten, die ihre Hoffnungen auf das gestützt hatten, was ihnen tags zuvor berichtet worden war, nur um dann zu hören, dass sich die Lage unerwartet geändert hatte und ein Vorgehen in eine ganz andere Richtung notwendig machte. Wie sollte man so Vertrauen fassen und sein Kind in den besten Händen wähnen?

Über Wochen, Monate, Jahre verstand ich nur einen Bruchteil dessen, was im großen Zimmer vor sich ging. Was mit meinem Sohn geschah, was all die Kurven und Schlangen auf den Monitoren zu bedeuten hatten, die unzähligen Ultraschall- und Röntgenbilder, die Werte der Blutanalysen, die Intensiv-Maschinerie, die oft von einer Sekunde zur nächsten Alarm schlug und ein hektisches Team von Schwestern und Ärzten zusammenkommen ließ. Dann waren ihre Gesichter von extremer Anspannung gezeichnet, und manchmal sah man eine Schwester weinen, wenn sie durch eine kleine falsche Bewegung bei ihren sonst so automatisierten Handgriffen einen Alarm am Monitor ausgelöst hatte.

So viel ich mich auch informierte, Fachliteratur wälzte, Ärzte und Schwestern mit meinen Fragen durchbohrte – immer wenn ich dachte, ich hätte etwas verstanden, belehrte mich der Klinikalltag eines Besseren. Vor diesem ersten Januar gab es für mich ein Schreckgespenst, das hieß »Loch im Herz«. Ich lernte bald, dass man sich vor diesem Gespenst nicht zu fürchten brauchte. Das Loch ließ sich in der Regel stopfen wie ein Loch in einem Strumpf, der bis auf die veränderte Optik seine Funktionstüchtigkeit behielt.

Die »komplexen Vitien« der kleinen Wesen in diesem großen Zimmer waren anders. Viele von ihnen waren bereits mehrere Male operiert, in ihren Körpern tummelten sich zahlreiche Herzanomalien in verschiedensten Kombinationen, die keinen direkten Vergleich zuließen. Was bei dem einen zum Erfolg führte, konnte für das andere den Super-GAU bedeuten. Wie empfindliche Ökosysteme, bei denen die Herstellung eines Gleichgewichts auf der einen Seite unmittelbar ein Ungleichgewicht auf der anderen zur Folge hatte.

Bei all dem war mir noch nicht einmal bewusst, dass es neben den Herzfehlern noch ganz andere Gefahrenquellen gab, denen die Kinder im großen Zimmer Tag und Nacht ausgesetzt waren: krank machende Keime, die durch zahlreiche Pforten in ihre kleinen Körper eindringen konnten; durch den Beatmungsschlauch, die Drainagen oder über die riesigen Einstichstellen der zentralen Venenkatheter, welche lebenswichtige Medikamente direkt ins Herz transportierten. Bakterien riefen gefährliche Lungen- und Herzentzündungen hervor und waren gegen viele Arten von Antibiotika resistent. Dann die Viren, die sich auf der warmen Krankenstation mit dem regen Publikumsverkehr rasend schnell ausbreiteten. Kein noch so sorgfältiges Desinfizieren der Hände konnte die Übertragung von Bett zu Bett, von Schlauch zu Schlauch verhindern. Erbarmungslos machten sie Jagd auf die kleinen Patienten, die ihnen nichts entgegenzusetzen hatten, weil ihre Körper völlig aus dem Gleichgewicht geraten waren und in ihnen ein Organ nach dem anderen zu kapitulieren drohte.

Gewiss, es gab Eltern, die nichts hinterfragten, weil sie realisierten, dass sie die Flut an Informationen unmöglich verarbeiten konnten. Solche Eltern nahmen entweder nach ein paar Wochen des Schreckens ein gesundes Kind mit nach Hause, als ob das das Selbstverständlichste der Welt sei, oder sie mussten erfahren, wie ihre Welt mit dem Verlust ihres Kindes in sich zusammenbrach. Andere Eltern waren der Überzeugung, dass das Leben ihres Kindes weder in ihren noch in den Händen der Ärzte lag, und fügten sich gottergeben in ein wie auch immer geartetes Schicksal. Kees und ich gehörten zu der Kategorie Eltern, die, von Kontrollzwang und Skepsis geplagt, jedes Detail hinterfragten: Sind wir auch wirklich in der besten Klinik? Tut man hier alles für unser Kind? Haben wir genug Informationen? Brauchen wir eine zweite, dritte, vierte Meinung? So eine Einstellung kann Fluch und Segen zugleich sein, denn sie lässt einen nie zur Ruhe kommen. Auch wenn man Meinungen von zehn Experten einholte, sie würden doch alle unterschiedlich sein. Man war als Laie nicht in der Lage zu beurteilen, welche gut und welche schlecht war. Im Grunde suchte man nur eine Bestätigung für den gefahrenen Kurs, aber man erhielt sie nie.

Im schlimmsten Fall konnte diese Skepsis zum Bumerang für das Kind werden, weil man dadurch den Verdacht erweckte, dass man an der Kompetenz der Ärzte zweifelte. Letztendlich war diese Skepsis nichts anderes als ein verzweifelter Versuch, das Schicksal bis zu einem gewissen Grad mitzugestalten und nicht völlig wehrlos höheren Mächten ausgeliefert zu sein.

Kees, der nach Büroschluss bei Jens vorbeischaute und vom Tagesgeschehen »auf Station« nicht viel mitbekam, reagierte zunehmend ungehalten auf die ständig wechselnden Botschaften der Stationsärzte. Er weigerte sich bald, sich auf Gespräche mit ihnen einzulassen. Ihm fehlte die klare Linie, und das machte ihn wahnsinnig. Er hatte für den Chefarzt bezahlt, also wollte er bis auf Weiteres nur noch mit dem Chefarzt sprechen. Der hatte einen international anerkannten Plan, ihm vertraute er. Zumindest redete er so langsam und verständlich, dass Kees ihm mit seinen eher mittelmäßigen Deutschkenntnissen folgen konnte. Schließlich erreichte Kees, dass sich der weißhaarige Professor öfter an unser Glasbett stellte als an andere. Und auch ich wartete bald sehnsüchtig auf die täglichen paar Minuten mit diesem Mann, dem es gelang, die beängstigenden Ereignisse zu relativieren, die ich über den Tag hinweg bei Jens und den anderen Kindern beobachtet hatte.

Ich war eine Mutter, die sich nicht von der Seite ihres Babys vertreiben ließ. Doch was konnte ich für Jens tun, außer ihm das Gefühl zu geben, dass ich da war – zu hoffen, dass er mich durch seinen Medikamentencocktail hindurch wahrnahm? Ich wollte so gerne etwas tun! Im Fernsehen hatte ich einmal einen Film gesehen über eine Affenmutter, die ihr Baby tot zur Welt gebracht hatte. Sie verstand nicht, was geschehen war, und schleppte ihr totes Kind tagelang mit sich herum, hegte und pflegte es. Wunderte sich, warum es nicht wuchs wie die anderen Äffchen im Rudel. Warum trank es nicht, warum bewegte es sich nicht? Die Affenmutter war zutiefst verwirrt, wollte einfach nicht einsehen, was geschehen war. Irgendwann ließ sie ihr Baby schweren Herzens zurück und klagte bitterlich. Ich fühlte mich wie diese Affenmutter.

Als mich die Schwestern eines Morgens fragten, ob ich Jens auf den Schoß nehmen wolle, schaute ich ungläubig. Ich fragte mich, wie man dieses mit unzähligen Infusionsflaschen verkabelte Kind mit dem sperrigen Beatmungsschlauch im Mund unbeschadet aus seiner Glasvitrine hieven wollte. Es gelang, und so saß ich auf meinem Stuhl, mit Jens auf dem Schoß, Stunde um Stunde, Tag für Tag, bis mir Beine und Arme schwer wurden und meine Augen zuzufallen drohten, woraufhin mir eine aufmerksame Schwester eine Tasse Kaffee aufs Fensterbrett stellte. Ich redete nicht viel, ich saß einfach da, schaute mein Kind an, las ein Buch und beobachtete, was um mich herum im großen Zimmer passierte. Manchmal sang ich Jens ein Lied: *Schlaf, Jensi, schlaf nur ein, bald kommt die Nacht …*

*

Man mag sich fragen, ob es richtig ist, den Tag am Bett eines reglosen Babys zu verbringen, wenn daheim zwei kleine Mädchen die Welt nicht mehr verstehen. Das Baby war weg, kaum dass es gekommen war, und es hatte die Mama gleich mitgenommen. Dort, wo man gerade noch zusammen unterm Tannenbaum gekuschelt hatte, war nun alles leer. Konnte das ein liebes Baby sein?

Für mich gab es nicht den geringsten Zweifel, wo mein Platz zu sein hatte in jenen Wochen. Dafür, dass ich zu

Hause nicht vermisst wurde, sorgte ein Umstand, den ich ein Jahr zuvor schlechten Gewissens herbeigeführt hatte, ohne seine künftige Bedeutung ahnen zu können: Ich hatte gearbeitet wie eine Besessene, und meine Töchter hatten mich bereits vor Jens' Geburt kaum zu Gesicht bekommen. Mit ihren zweieinhalb Jahren war es ihnen völlig egal, ob ich die Autobahn Richtung Arbeitsplatz oder Richtung Krankenhaus fuhr. Meine Abwesenheit fiel ihnen erst auf, wenn ich spätabends, von wo auch immer, nach Hause kam. Mit dem Unterschied, dass ich auf das Geplapper meiner Töchter nach einem stressigen Bürotag genervt reagiert hatte, während ich es nun als großes Glück empfand. Denn ich wusste, dass diese fröhlich plappernden Münder mich auch dann noch aufmuntern würden, wenn es eines Morgens keinen Grund mehr geben sollte, mich auf den Weg ins Krankenhaus zu machen. Was für ein Glück, dass ich mich seinerzeit durchgesetzt und eine krisenerprobte Nanny statt eines unbedarften Au-pair-Mädchens eingestellt hatte. Was für ein Glück, dass wir in einem Staat mit Mutterschutz und Gehaltsfortzahlung lebten, so dass wir diese Nanny noch ein paar Monate bezahlen konnten.

⁕

Nachdem Jens von den sperrigsten seiner Schläuche befreit war, drängte ich darauf, es wieder mit dem Stillen versuchen zu dürfen. Immerhin hatte ich meine Milchproduktion all die Wochen über tapfer aufrechterhalten. Hatte meine Melkmaschine überall mit hingeschleppt und eine lebenslängliche Aversion gegen meine Brüste in Kauf genommen. Man ließ mich gewähren und stellte zur Wahrung meiner Privatsphäre eine spanische Wand vor meinen Stuhl. Hinter ihr verbrachte ich Stunden damit, Jens zum Trinken zu animieren, und brachte ihn dadurch gehörig ins Schwitzen. Herzkranke Kinder schwitzen nicht, weil ihnen warm ist, sondern weil ihr Herz überfordert ist. Die Still-Gegner warfen mir vor, Jens über jedes vertretbare Maß hinaus zu beanspruchen. Die Still-Befürworter jedoch klatschten vor Freude in die Hände bei jedem Gramm, das Jens nach dem Stillen mehr wog als davor.

Als der Weihnachtsschmuck gegen Karnevalsgirlanden ausgetauscht wurde und es Jens gelang, alleine so viel Milch zu trinken, dass er davon überleben konnte, durften wir nach Hause.

HINTER DER SPANISCHEN WAND

Nicht alle Patienten im großen Zimmer kehrten nach Hause zurück. Das blonde Mädchen mit dem gekrümmten Rücken nahm einen anderen Weg. Man hätte blind sein müssen, um nicht zu sehen, dass es ihr von Tag zu Tag schlechter ging. Ich ahnte, dass ihr Bett eines Morgens nicht mehr neben dem von Jens stehen würde.

Bei manchen der kleinen Wesen ging es ganz schnell. Sie kamen am Abend in ihre Glasbettchen, und schon am nächsten Morgen war ihr Platz wieder leer. Andere starben einen langsamen Tod. Manche starben ganz alleine. Andere hatten ihre Eltern bei sich und durften in der Stunde ihres Todes Zuflucht suchen bei einer untröstlichen Mutter, die sich auf ihrem Holzstuhl niedergelassen hatte, um ihr Kind ein letztes Mal in den Armen zu halten. Hinter einer spanischen Wand.

An solchen Tagen hörte man kein Lachen der Schwestern im Flur. An solchen Tagen begann ich zu begreifen, dass die Schwestern der Ki2 Wichtigeres zu tun hatten, als sich um Milchabpumpgeräte zu kümmern.

Natürlich wurde Jens nicht als geheilt entlassen. Die Ki2 sollte zu unserer zweiten Heimat werden. Manchmal kamen wir auf Bestellung, wenn ein Herzkatheter anstand, bei dem der Druck in der Lunge gemessen werden sollte für die nächste Operation. Meistens jedoch flüchteten wir dorthin, wenn das Fieberthermometer erschreckende 41,5 Grad anzeigte und Jens' Hände und Füße dabei tiefblau und eiskalt waren. Wenn sein Körper aussah wie eine blaumarmorierte Landkarte, seine Augenlider fest verschlossen blieben, seine Stirn mit kalten Schweißperlen übersät war und sein rasselnder Atem so schnell und oberflächlich war, dass ich es mit der Angst zu tun bekam.

Wir kamen mit dem Notarztwagen, wir kamen nachts, wir kamen beide krank. Wir kamen mit Herzrhythmusstörungen, »akut dehydriert und halluzinierend«, mit gastro-intestinalen Infekten, Influenza A und Lungenentzündungen. Wenn Kees auf Geschäftsreise war und spätabends kein Babysitter verfügbar, kamen wir mit Jodie und Pauline, für die mich die mutigen Schwestern der Ki2 ein Nachtlager auf dem Klappsofa in der Elternküche bereiten ließen, obwohl Geschwisterkinder »auf Station« verboten waren.

Es machte mich wahnsinnig, jedes Mal aufs Neue entscheiden zu müssen, wann der richtige Zeitpunkt gekommen war, daheim alles stehen und liegen zu lassen und mit Jens auf die Ki2 zu flüchten. Die Angst, im Notfall nicht schnell genug in der Klinik zu sein, war immer gegenwärtig. Gleichzeitig hatte ich panische Angst davor, Jens aus meinen Händen zu geben. Für mich war es fast unerträglich, wenn er ohne Vorwarnung und in erbärmlichem Zustand ins kalte Neonlicht der Krankenstation geschoben wurde, wo man seine winzigen Adern mit langen Nadeln pikste, drei Mal, vier Mal, fünf Mal, bevor man endlich eine Stelle gefunden hatte, aus der ein wenig zähflüssiges Blut kam. Jens wehrte sich, er schrie sich die Seele aus dem Leib, doch gnadenlose Hände, auch meine, drückten ihn ins Bett, bis die Infusionsnadel endlich lag und er einen schweißgebadet mit seinen riesigen blauen Augen anstarrte. Dann schob mir die Schwester einen Holzstuhl ans Bett oder, wenn ich Glück hatte, den freien Liegestuhl, und ich stillte Jens, der bald darauf erschöpft einschlief. Eisern hielt ich an dem Versprechen fest, welches ich ihm nach seinem ersten Krankenhausaufenthalt gegeben hatte: »Was auch passiert, die erste Nacht bleibe ich bei dir!« Wie hätte ich wissen können, wie viele erste Nächte es geben würde?

Wann immer wir kamen, die Türen der Ki2 standen offen und der Kaffee fürs Fensterbrett war bereit. So paradox es klingen mag, ich fühlte mich geborgen auf dieser Station mit den vielen Turbulenzen und Unsicherheiten, auf der das Lachen der blau bekittelten Schwestern an mein Ohr drang, wenn sie im Gang ihre Biertische für die Mittagspause ausklappten. Und auf der sich der weißhaarige Professor ab und zu für ein paar Minuten zu mir gesellte, um mir mit seiner ruhigen Stimme zu versichern, dass Jens uns bereits gezeigt habe, welchen Weg er gehen wolle.

Meinen Job hängte ich an den Nagel. Statt wie versprochen im Mai an meinen Schreibtisch zurückzukehren, packte ich die unerledigten Aktenberge und sonstigen Leihgaben meines Chefs ins Auto und stellte ihm alles samt Kündigungsschreiben vor die Tür. Ich hätte mich unwohl gefühlt bei dem Gedanken, ihm jahrelang auf der Tasche zu liegen für die paar Monate, die ich für ihn gearbeitet hatte. Immerhin hatte er mich für eine Weile zur stolzen Besitzerin eines Geschäftswagens gemacht und mir eine Nanny finanziert, die nun ebenfalls eine Kündigung in den Händen hielt.

Wir konnten uns glücklich schätzen, dass Kees einen sicheren Arbeitsplatz hatte und sein Gehalt uns alle ernähren konnte. Auch dass wir in einem Land wie Deutschland lebten, in dem es eine gesetzliche Krankenversicherung gibt. In der Elternküche erfuhr ich von einem Schrieb, den man sich von den Klinikärzten ausstellen lassen musste, um bei der Krankenkasse Budget für eine Haushaltshilfe zu beantragen. Gegen Vorlage dieses Schriebs schickte man mir Ersatzomas für die Zwillinge, wenn ich mit Jens in die Klinik musste. Ab und zu reiste auch die Nanny wieder an. Es war die Sicherheit, Jodie und Pauline versorgt zu wissen, die mich seelisch und moralisch über Wasser hielt, während ich tagaus, tagein neben Jens auf dem Holzstuhl saß.

Wenn Jens zu Hause war, drehte sich für ihn alles um Essen, Verdauen, Ausscheiden, Atmen. Zunehmen für die nächste Herzoperation. Das waren seine Aufgaben für das erste Lebensjahr, und sie strengten ihn so sehr an, dass ihm dabei die Schweißperlen auf der Stirn standen. Die Hälfte seiner Nahrung erbrach er wieder. Eines der verhassten Herzmedikamente, das im Hals stecken blieb, ein Löffelchen Brei zu viel, ein Flaschensauger, der den Gaumen irritierte, machten die Mühen stundenlanger Still-Sessions zunichte. Jens kotzte und kotzte, und ich heulte und heulte. Mit einem halben Jahr wog er kaum mehr als bei seiner Geburt. Wie sollten wir es jemals zu dieser OP schaffen? Nach dem Essen plagte er sich für den Rest des Tages mit hochrotem Kopf, das bisschen, was in ihm geblieben war, auf dem richtigen Weg wieder loszuwerden. Seine Kraft reichte selbst für die primitivste Art der Fortbewegung nicht aus. Durch das ständige Erbrechen und seine Reglosigkeit bildete seine Lunge einen zähen Schleim aus, den er aus eigener Kraft nicht abhusten konnte. Die nächste Lungenentzündung war nur eine Frage der Zeit. Jens' Immunsystem geriet in eine unaufhaltsame Abwärtsspirale.

Doch es gab auch einen anderen Jens: Den, der in seiner Wippe lag und aufmerksam den Bewegungen der drei mächtigen Tannen vor dem Fenster folgte. Der geschäftig lachte und brabbelte, wenn es ihm gut ging, und der seinen Schwestern beim Spielen zuschaute. Der sich an einen schmiegte wie ein kleines Kätzchen, wenn man ihn hochnahm, und der nichts mehr genoss, als an einer weichen Brust zu liegen und in aller Ruhe gestillt zu werden.

Es war so leicht, dieses Kind zu lieben. Und so unerträglich, es leiden zu sehen.

WIR VERTRAUEN

Obwohl Kees und ich unserem weißhaarigen Professor vertrauten, ließ uns der Gedanke nicht los, dass es womöglich irgendwo auf der Welt eine bessere Klinik geben könnte als seine. In Amerika vielleicht oder in England.

Im Internet war ich auf das Herzkinderforum gestoßen, in dem sich Eltern austauschten, deren Babys man zur Operation nach England überwiesen hatte, weil man ihnen in Deutschland nicht helfen konnte. In England wurden diese Babys scheinbar ohne große Komplikationen operiert und durften zwei Wochen später wieder nach Hause. Woran konnte das liegen? Sollten wir auch den Sprung über den Teich in Erwägung ziehen?

Im Büro des Professors sprachen wir offen über unsere Zweifel. Er zeigte Verständnis: »Wissen Sie, der Herzfehler Ihres Sohnes wird in den USA nicht anders operiert als in Deutschland. Aber wir können gerne eine zweite Meinung einholen, wenn Sie das möchten. Ich habe guten Kontakt nach New York; ich kann Jens' Befunde dorthin schicken. Genauso gut könnten Sie nach Amsterdam gehen oder nach London. Die sind alle gut. Auch in Deutschland gibt es viele gute Kliniken. Aber bedenken Sie, dass es bei Jens mit einer Operation nicht getan ist; Sie brauchen ein Zentrum in erreichbarer Nähe. Und was die Babys aus England betrifft: Die werden wieder nach Hause geschickt, kaum dass der Beatmungsschlauch gezogen ist. Dann kommen sie zu uns in die Klinik, und wir müssen uns mit den postoperativen Problemen herumschlagen. Ich kenne dieses Herzkinderforum. Das sind alles Einzelfälle, die man nicht miteinander vergleichen kann. Lassen Sie sich nicht verrückt machen!«

Wahrscheinlich hatte der Professor recht. Es wäre nicht fair gewesen, der Klinik, die uns bisher immer ein sicherer Hafen war, aufgrund nicht nachprüfbarer Aussagen fremder Menschen den Rücken zu kehren. Auf der Ki2 arbeiteten Menschen, die wir lieb gewonnen hatten, die uns in den schwersten Stunden zur Seite gestanden und Jens vor dem sicheren Tod bewahrt hatten. Dort kümmerte sich ein Professor um uns, der uns auf jede Frage geduldig eine Antwort gab, auch wenn wir sie schon hundert Mal gestellt hatten.

Nein, es gab keinen Grund, ihm nicht zu vertrauen. Ganz im Gegenteil, es gab nichts, was ich lieber wollte, als ihm zu vertrauen!

EIN NEST

Mit Jens hatte nicht nur mein Berufsleben, sondern auch Kees' Liebäugelei mit einem beruflichen Auslandseinsatz ein Ende. »Sie werden mit Jens nicht in exotische Länder ziehen können«, hatte der weißhaarige Professor uns klargemacht. »Er wird sein Leben lang auf ein gutes Herzzentrum angewiesen sein. USA, England, vielleicht Skandinavien. Deutschland und Holland natürlich. Urlaub in Indien und dergleichen ist tabu.«

Kees schluckte. Er gehörte zur seefahrenden Nation der Niederländer und hatte eigentlich vorgehabt, die Welt zu erkunden. Als Kind hatten ihn ständig Ohrenschmerzen geplagt, weil er die dreißig Kilometer nassen Schulweg auf dem Fahrrad bei Windstärke zehn nicht gut verkraftete. Deshalb träumte er von warmen Ländern, je ferner, desto besser. Dieser Traum war vorerst ausgeträumt.

Allerdings liebte Kees auch die Berge, und davon gab es in Deutschland genug. Sogar direkt vor unserer Haustür, wenn man gelten lässt, dass für einen Niederländer alles über dreihundert Meter ein Berg ist. Es war sogar wunderschön, wo wir wohnten. Jodie und Pauline besuchten inzwischen einen Waldkindergarten, wo sie bei Wind und Wetter losmarschierten, um sich an unzähligen Blumenwiesen, Pferdeweiden und Froschteichen zu erfreuen. In Dänemark gab es solche Freiluft-Kindergärten schon länger, aber in Deutschland hatten sie Seltenheitswert. Die Eltern, die ihre Kinder dorthin schickten, galten als

Idealisten oder Öko-Freaks, und dementsprechend scharfe Blicke erntete ich von unseren Nachbarn, wenn zwei winzige Dreijährige in Trekking-Ausrüstung frühmorgens in mein Auto krabbelten und mittags triefend nass und bematscht bis an die Ohren wieder heraussprangen. Aber ich war überzeugt davon, dass es im Wald weniger krank machende Keime gab als in überheizten Gruppenräumen, und empfand diesen Kindergarten in Anbetracht unserer Situation als großes Privileg.

Warum nicht sesshaft werden in dieser wunderschönen Gegend und unseren Kindern ein Nest bauen? Kees blieben ja seine Geschäftsreisen, die sein Fernweh stillten und ihm eine gewisse Sicherheit gaben, nicht wie ein zweiter Rudi Carell von uns Deutschen vereinnahmt zu werden. Seinem Einwand, es sei gerechter, in ein »neutrales« Land wie England zu ziehen, damit ich keinen Heimvorteil hätte, begegnete ich mit dem Argument, dass für mich als geborene Bayerin Hessen ebenfalls zum Ausland zählte, was Kees natürlich nicht gelten ließ.

Also beschlossen wir, vor Ort ein Haus zu kaufen. Mit meinen Kindern im Schlepptau machte ich mich auf die Suche und stand irgendwann in einem fantastischen Holzhaus am Waldrand. Es lag Wehmut in der Stimme der Eigentümerin, als sie mir erzählte, mit wie viel Liebe und sichtbarer Sorgfalt sie und ihr Mann dieses Haus erbaut hatten. »Warum wollen Sie es denn verkaufen, wenn Sie so daran hängen?«, fragte ich sie. »Es ist wegen meinem Mann. Er hat Muskelschwund und kommt die Treppen zur Straße nicht mehr hoch. Es geht ihm so schlecht dabei, wir können einfach nicht länger hier bleiben.« In der Tat, das Haus lag an einem Steilhang, und von der Straße führten sechzig verwinkelte Treppenstufen nach unten zur Haustür. Für einen gehbehinderten Menschen war das unmöglich zu bewältigen. Selbst ein Treppenlift war hier machtlos.

»Das Haus ist allererste Sahne, aber wegen diesen verdammten Stufen kriegen die Besitzer es nicht los. Viele Interessenten haben Angst, dass sie ihre Großeltern nicht die Treppe hinunterbekommen. Also, da lässt sich bestimmt noch was machen im Preis!« Der Makler verstand offensichtlich sein Handwerk: Der Preis war das Einzige, was mich davon abhielt, dieses Haus an Ort und Stelle zu kaufen. Das Problem mit den Großeltern hatten wir schließlich nicht, und wenn Jens erst einmal operiert war, würde er die Stufen schon schaffen.

Kees übernahm das Verhandeln, und Jens kotzte im Maklerbüro einmal quer über den Kaufvertrag. Danach gehörte das Haus uns. Der Bank, um genau zu sein. Das war kurz vor Jens' erstem Geburtstag.

WEIHNACHTEN

Seinen ersten Geburtstag feierte Jens mit Lungenentzündung auf der Ki2. Das Weihnachtsfest mit meinen Schwestern hatte ich kurzerhand auf den nächsten Frühling verschoben. Zum ersten Mal hatte ich keinen Nerv für ein volles Haus.

Wieder zu Hause, fieberte Jens vor sich hin und atmete schwer. Ich hoffte inständig, Weihnachten nicht in der Klinik verbringen zu müssen. Das hatten Jodie und Pauline wirklich nicht verdient. Ich hasste dieses »Soll-ich-oder-soll-ich-nicht«-Dilemma: Soll ich wieder den Familienfrieden opfern, obwohl ich vielleicht nur die Flöhe husten höre? Bloß nicht wieder dieses Neonlicht! Aber wenn doch was ist und ich bin zu spät gekommen?

Am zweiten Weihnachtsfeiertag lächelte Jens nicht mehr. Seine Augen waren glasig. Er erbrach, kraftlos, als wollte er sagen: Das wird mir jetzt alles zu viel. Das Thermometer zeigte 41,5 Grad. Am Nachmittag hielt ich es nicht mehr aus. Kees, Mädels, lasst uns einen Ausflug machen! Ins Krankenhaus! Mist.

In der Klinik lag Jens kaum auf dem Untersuchungstisch, als er wie im Zeitraffer in sich zusammenfiel. Er erbrach noch einmal heftig, dann legte er mit einem Stöhnen den Kopf in den Nacken und wurde völlig apathisch. Der Arzt erschrak. »Sie müssen ihn sofort auf Intensiv bringen. Die müssen eine Liquorpunktion machen.« Was zum Teufel war eine Liquorpunktion?

Ich nahm Jens auf den Arm und ging mit ihm in den Vorraum zu Kees und den Mädels. »Wird ein bisschen länger dauern. Ich denke, ihr könnt schon mal nach Hause fahren. Bin gespannt, was es diesmal ist.« Noch war ich gefasst. Wie immer vor Jodie und Pauline.

*

»Eine Liquorpunktion dient dem Nachweis von Bakterien im Hirnwasser«, erklärte Dr. Beckmann auf Station gewohnt sachlich. »Es ist ein ziemlich unangenehmer Eingriff. Wir müssen Sie dazu leider aus dem Zimmer schicken.«

Widerstand zwecklos, ich gehorchte. Hinterher setzte ich mich neben Jens, streichelte ihn, beobachtete, wie die Schwestern sich am Infusionsbaum zu schaffen machten, und wartete. Gegen Mitternacht kam Dr. Beckmann an Jens' Bett. Mit einem Blick, von dem ich wusste, dass er nichts Gutes zu verheißen hatte: »Im Hirnwasser sind Bakterien nachweisbar. Ihr Kind hat eine Meningitis. Eine Hirnhautentzündung. Die Lage ist kritisch. Wir werden sofort die Antibiose ansetzen.« Pause. »Sie sind gerade noch rechtzeitig gekommen.«

Wären wir mit Jens an diesem Weihnachtstag nur zwei Stunden später in die Klinik gefahren, hätte man dort nichts mehr für ihn tun können – sind die Bakterien erst einmal ins Hirnwasser gelangt, vermehren sie sich rasend schnell und führen innerhalb von Stunden zum Tod. Auch bei gesunden Menschen.

ES GIBT KEIN ENDE

Auf der Ki2 sollten wir diesmal einem Ehepaar mit seiner einjährigen Tochter begegnen. Laura. Wir sollten uns mit Lauras Eltern anfreunden und mit ihnen zusammen Silvester feiern in der Elternküche. Laura sollte es nach ihrer Herzoperation zunächst gut gehen. Dann sollte sich ihr Zustand plötzlich verschlechtern, und sie sollte schließlich auf dem Schoß ihrer Mutter sterben. Hinter einer spanischen Wand.

Ich schenkte Lauras Eltern *Das Tibetische Buch vom Leben und vom Sterben*, in dem ich gerade las. Darin stand: »Es gibt kein Ende.« Das Buch konnte nur eine Geste sein. Es konnte Lauras Eltern keinen Trost spenden in diesem Moment. Nichts konnte ihnen Trost spenden.

Nachdem Laura und ihre Eltern das große Zimmer verlassen hatten, kaufte ich den Krankenschwestern einen Blumenstrauß, um etwas Farbe in diesen dunklen Tag zu bringen. Auch das: nur eine Geste.

*

Ich habe jetzt schon so viel vom Sterben und vom Tod erzählt. Eigentlich bin ich ein Mensch, der lieber lebt. Aber mit Jens schien diese Auseinandersetzung unumgänglich. Lag eigentlich irgendetwas, das mit ihm zu tun hatte, in unserer Macht? Ein ganzes Jahr lang hatten wir auf die zweite Herzoperation hingearbeitet, akribisch

Buch führen lassen über die Druckverhältnisse in Jens' Lunge und uns den Kopf zerbrochen über die beste Klinik, um im letzten Moment darauf hingewiesen zu werden, dass nicht wir es waren, die die Spielregeln festlegten.

Ich hatte plötzlich das starke Bedürfnis, mich für das, was die Zukunft bringen sollte, zu wappnen. Ich wollte bereit sein für das Allerschlimmste, wollte sicherstellen, dass es mich nicht völlig aus der Bahn werfen würde. Ich wollte eine Philosophie haben, auf die ich zurückgreifen konnte.

Meine Mutter hatte mich streng katholisch erzogen, aber ich konnte nichts anfangen mit diesem Glauben. Aus meiner Sicht hat er nur Unfrieden gestiftet in meiner Familie und aus meiner Mutter eine tragische Figur gemacht, die durch den ständigen Gewissenskonflikt zwischen den konservativen Geboten des Papstes und der liberalen Gesinnung ihres Ehemanns erbarmungslos aufgerieben worden war. Meine Mutter stammte aus der frommsten Familie eines kleinen Dorfes in Unterfranken, und ausgerechnet sie heiratete einen Großstädter, der mit seinen sozialdemokratischen Ansichten die Pfarrgemeinde aufmischte und sich heftige Gefechte mit dem Dorfpfarrer lieferte. Beim Gottesdienst stand ihr die Anspannung allwöchentlich ins Gesicht geschrieben, und sie litt ein Leben lang still vor sich hin. Trotz aller Seelenpein war es meiner Mutter gelungen, in den Tagen vor ihrem Tod Zuflucht zu finden beim lieben Gott. Sie hatte dieses eine Gebet, das sie mit dem Priester zusammen betete. Als sie zu schwach war, die Worte selbst zu sprechen, ließ sie es sich vorbeten, und in ihren letzten Stunden hörte man sie immer wieder leise flüstern: »Herr, gib mir Kraft und Mut.«

Ich wusste, dass der Herrgott, auf den meine Mutter

vertraut hatte, mir mit Jens nicht würde helfen können. Er war zu negativ besetzt. Ich brauchte meine eigene Todesphilosophie und fand sie in einer Buchhandlung in der Nähe der Kinderklinik. Ich vertiefte mich in die Bücher der Sterbeforscherin Elisabeth Kübler-Ross. Sie schreibt darüber, dass man sterbende Menschen loslassen müsse, damit sie sich nicht verpflichtet fühlten, bei einem zu bleiben. An Jens' Bett las ich auch *Das Tibetische Buch vom Leben und vom Sterben*. Dort hieß es, dass alles Materielle Illusion und vergänglich sei und jedes Individuum Teil eines allumfassenden Geistes. Es könne keine Trennung geben zwischen Ich und Du. Denn hatten sich die leiblichen Körper aufgelöst, existierten sie als Eins weiter in der allumfassenden Natur des Geistes. Deswegen gebe es keinen Anfang und kein Ende. Aus dem Geist kämen wir und dahin gingen wir zurück. Immer wieder. Deswegen brauchten wir uns nicht zu fürchten vor dem Tod.

Diese Worte schienen mir plausibel. Tröstlich, sozial, universell. An sie wollte ich glauben.

Mit Kees sprach ich nie über den Tod oder die Bücher, die ich las. So weit konnte ich mich ihm nicht öffnen, das Thema tat zu weh. Für Kees stand Jens' Tod sowieso nicht zur Debatte: Es war viel kräftesparender, Optimist zu sein.

DAS WÖRTCHEN WÜNSCHENSWERT

Als Jens Mitte Januar aus der Klinik entlassen wurde, schüttelte der weißhaarige Professor ungläubig den Kopf: »Eine Pneumokokken-Meningitis. Die überleben ja nicht mal gesunde Kinder! Das Problem ist jetzt, dass wir mit der Operation nicht mehr lange warten können. Aber in seinem momentanen Zustand können wir Jens unmöglich operieren. Sein Immunsystem ist am Boden. Er muss erst zu Kräften kommen; vor allen Dingen zunehmen. Sie sollten zur Kur fahren, am besten sofort.«

In seinem Büro griff der Professor zum Telefon und erledigte in fünf Minuten, was normalerweise eines monatelangen Papierkrieges bedurfte: Er ließ von unserer Krankenkasse eine Kur für uns bewilligen. Vier Wochen Schwarzwald für unsere ganze Familie.

*

Eine Woche vor unserer Kur hielt ich einen Brief der Krankenkasse in den Händen, der mich dermaßen ausrasten ließ, dass sich meine Töchter vor Schreck unter dem Tisch verkrochen.

Ich rastete selten aus und wenn, dann nur im stillen Kämmerlein. Vor meinen Kindern war ich noch nie ausgerastet. Ausrasten, das bedeutete bei mir, aus dem Nichts heraus in ungeahnter Lautstärke zu fluchen, wild gestikulierend durch die Zimmer zu stampfen und die Türen hinter mir zuzuschlagen. Eine unkontrollierte Explosion von Zorngefühlen einer ansonsten sehr kontrollierten Person.

Der Brief:

Sehr geehrter Herr Bossers,
Sie haben die Erstattung einer Haushaltshilfe vom 04.01.99 bis 12.01.99 beantragt. Ihre Gattin befand sich täglich bei Ihrem Sohn Jens im Krankenhaus. Die beiden Mädchen wurden von einer Haushaltshilfe betreut. Voraussetzung für die Erstattung der Kosten für eine Haushaltshilfe ist, dass die Mitaufnahme eines Elternteils im Krankenhaus aus medizinischen Gründen notwendig ist. Diese Voraussetzung ist bei Jens und ihrer Gattin nicht gegeben. Es wurde lediglich attestiert, dass die tägliche Anwesenheit eines Elternteils wünschenswert ist.
Eine Erstattung der entstandenen Kosten für die Haushaltshilfe kann deshalb leider nicht erfolgen.
Rechtsbehelfsbelehrung: Gegen diesen Bescheid können Sie innerhalb eines Monats nach Zustellung Widerspruch erheben. Der Widerspruch ist schriftlich oder zur Niederschrift bei unserer Betriebskrankenkasse einzureichen. Er soll einen bestimmten Antrag und die zur Begründung erforderlichen Tatsachen und Beweismittel enthalten.
Haben Sie noch Fragen? Dann rufen Sie uns an!

Mit freundlichen Grüßen.

Ob ich Fragen hatte? Und ob ich Fragen hatte! Ich hatte für diese Haushaltshilfe gerade tausend Mark auf den Tisch geblättert! Was zum Teufel sollte das?

»Wir brauchen das gleiche Attest wie früher, in dem steht, dass Sie bei Jens *notwendig* sind«, erklärte mir die Krankenkassen-Sachbearbeiterin. »Wenn da nur *wünschenswert* steht, heißt das, Sie werden nicht unbedingt gebraucht in der Klinik und könnten auch zu Hause bei Ihren anderen Kindern bleiben.«

Ich beruhigte mich. Der Professor hatte das falsche Attest ausgestellt. Konnte ja vorkommen. In einer E-Mail bat ich ihn um das richtige Attest.

Er schrieb folgenden Brief zurück:

Sehr geehrte, liebe Frau Pöpplein,
heute Vormittag habe ich Ihre E-Mail bezüglich der Bescheinigung über die Dringlichkeit Ihrer durchgehenden Anwesenheit während des Aufenthaltes Ihres Sohnes Jens in unserer Klinik erhalten. Ganz sicher, und ich denke, das wissen Sie auch, bin ich wie Sie der Meinung, dass es wünschenswert ist, wenn während eines derartigen Krankenhausaufenthaltes der Kontakt zwischen Mutter und Kind nicht abbricht, und es ebenso »wünschenswert« im Sinne des Kindes ist, wenn es so viel als möglich Kontakt mit seiner Mutter haben kann. Wir alle in unserer Klinik und in unserer Abteilung bemühen uns, mit den uns hierzu zur Verfügung stehenden Möglichkeiten die äußeren Umstände so angemessen wie möglich zu gestalten.
So haben z. B. die Eltern zu jeder Tages- und Nachtzeit und unabhängig vom Lebensalter des Kindes einen unbegrenzten Zugang zu ihrem Kind und werden so weit möglich in die unmittelbare Pflege ihres Kindes einbezogen. Zur zwischenzeitlichen Erholung von dem doch nicht wenig belastenden Treiben auf einer Kinder-

krankenstation gibt es sowohl auf unserer Allgemeinen Kinderherzstation als auch auf unserer Kardiologischen Intensivstation ein Elternzimmer, in welches sich die Eltern zurückziehen können, ohne die Station verlassen zu müssen.
Stationäre Mitaufnahmen eines Elternteils im Zimmer des Kindes in einem regulären Klinikbett sind in den Fällen möglich, wo sie »notwendig« sind. Über die Kriterien des Begriffes »notwendig« im Sinne des »Wendens einer Notsituation« haben wir uns lange unterhalten. Ich habe mich heute noch einmal persönlich mit dem Vertreter Ihrer Krankenkasse in Verbindung gesetzt und mit ihm Indikationen, Anwendung und Ausnahmemöglichkeiten von diesem Begriff der »Notwendigkeit« zu besprechen. Letzten Endes haben sich aus diesem Gespräch jedoch keine über die bereits zwischen den Kassen und Krankenhäusern bestehenden bekannten Argumente ergeben. Sie dürfen sicher sein, dass Ihre Anwesenheit wünschenswert ist und wir uns weiterhin unverändert bemühen werden, Ihren Aufenthalt auch über Nacht durch Unterbringung im Schwesternhaus zu erträglichen Bedingungen zu gestalten, nur eine »Notwendigkeit« im Sinne der allgemeinen Krankenhausbetriebslehre besteht auch nach Rückfrage speziell mit Ihrer Krankenkasse nicht, so dass ich keine diesbezügliche Bescheinigung ausstellen kann, die es Ihnen möglich macht, eine Haushaltshilfe zu Lasten Ihrer Krankenkasse einstellen zu können.
Ich hoffe, dass dieser Komplex an unserem aus meiner Sicht insgesamt guten Verhältnis nichts ändern wird und verbleibe bis zu Ihrem nächsten Besuch, wo die Möglichkeit besteht, dies noch einmal auch mündlich zu besprechen,
mit freundlichen Grüßen.

Verdammt. Verdammt, verdammt! Was sollte das? Der Professor wusste doch genau, dass es mir nicht darum ging, bei Jens im Zimmer zu übernachten. Ich hatte schon lange eingesehen, dass das auf Intensiv nicht möglich war. Hatte mich sogar sehr gewundert, als die Schwestern der »normalen« Herzstation, wo Jens ab und zu nächtigte, wenn er zu einem Herzkatheter einbestellt war, ein zusätzliches Bett für mich ins Zimmer schoben. Bis zu dieser Hirnhaut-Geschichte hatten mir die Ärzte jedes Mal kommentarlos die Notwendigkeit meiner täglichen Anwesenheit bei Jens attestiert, so dass ich davon ausging, dass schwerkranke Kinder generell Anspruch auf ihre Mütter hatten. Was war daran plötzlich anders geworden? Diese Haushaltshilfen-Regelung war doch das Einzige, was mich über Wasser hielt, wenn Jens Hals über Kopf ins Krankenhaus musste! Und die Klinik war so weit von unserem Wohnort entfernt, dass ich nicht dreimal täglich hin- und herfahren konnte, um mich um die Mädchen zu kümmern.

Ich schleuderte den Brief des Professors in die Ecke und fing an, bitterlich zu weinen. Das konnte doch nicht sein Ernst sein!

Als ich erfuhr, was die Voraussetzungen für »medizinische Notwendigkeit« waren, verschlug es mir die Sprache. »Notwendig« waren: Mütter von Kindern, die sich dem Pflegepersonal aufgrund einer anderen Landessprache oder Sprachbehinderung nicht verständlich machen konnten; Mütter von stark körperlich oder geistig behinderten Kindern, die auch zu Hause einer derartigen Pflege bedürfen, die das Klinikpersonal überfordert; Mütter von Kindern, die im Sterben liegen beziehungsweise deren Situation lebensbedrohlich ist; Mütter von Kindern, die gestillt werden.

Ich hatte die Notwendigkeitsbescheinigung also nur deshalb bekommen, weil ich Jens allen Kritikern zum Trotz stillte! Da die allgemeine Krankenhausbetriebslehre jedoch davon ausging, dass ein einjähriges Kind nicht mehr gestillt werden musste, war ich nach Jens' erstem Geburtstag nur noch »wünschenswert«. Es waren also nicht Nähe, Liebe, Verantwortungsgefühl oder Know-how, was zählte, sondern lediglich weiße Flüssigkeit, die mir aus irgendwelchen Drüsen kam. Nicht zu fassen! Wenn es mir nicht gelingen würde, den Professor von meiner zukünftigen »Notwendigkeit im Sinne des Wendens einer Notsituation« zu überzeugen, war ich ruiniert. Entweder seelisch oder finanziell; ich konnte es mir aussuchen.

Ich sammelte seitenweise Argumente und rechnete dem Professor vor, dass die Krankenkasse bereits Gewinn machte, wenn ein zweiwöchiger Aufenthalt auf Intensiv durch mütterliche Anwesenheit auch nur um einen Tag verkürzt werden konnte. Zwei Wochen Haushaltshilfe kosteten 1000 Mark, ein Tag auf Intensiv 3000. Ich beteuerte, dass es mir nicht um Jens als Einzelfall ging, sondern um alle ähnlich gelagerten Fälle, und dass er vielleicht helfen könnte, ein Gesetz zu ändern, das so offensichtlich unzureichend war. Ich erreichte nichts bis auf einen Tobsuchtsanfall des Professors, den ich auslöste, weil ich meine Ankündigung wahr machte, zukünftig die erste Nacht »auf Normalstation« neben Jens auf der Isomatte zu verbringen.

Das Wörtchen »wünschenswert« war dabei, mir den Boden unter den Füßen wegzuziehen. Man verlangte von mir, mich zwischen meinen Töchtern und Jens zu entscheiden. Auf zwei Hochzeiten konnte ich nicht tanzen. Irgendeiner von uns würde auf der Strecke bleiben. Und das konnte ich nicht zulassen. Ich war bereit, bis aufs

Messer zu kämpfen. Zum ersten Mal in meinem Leben. Wenn nicht mit dem Professor, dann eben mit der Krankenkasse.

Das Geld für die Haushaltshilfe bekam ich schließlich zurück; die Enttäuschung über den weißhaarigen Professor konnte es nicht aufwiegen.

*

Eigentlich spreche ich über Jens nicht gerne in Verbindung mit finanziellen Dingen; es erscheint mir unpassend. Doch der Widerspruch, den ich der Krankenkasse auf ihren Haushaltshilfen-Bescheid hin schickte, war nur der Erste von unzähligen. Es war dieser nie enden wollende Streit mit Ämtern, Versicherungen, Krankenkassen und medizinischen Diensten zu allen möglichen und unmöglichen Themen, der mich immer wieder aufs Neue ausrasten und meine Kinder sich vor Angst unterm Tisch verkriechen ließ. Viel zu oft saß ich mitten in der Nacht heulend hinter dem Computer, fühlte mich gedemütigt, verschaukelt und verlor die Nerven. Ich war die wichtigste Ressource im Leben von Jens, und ausgerechnet ich wurde fix und fertig gemacht – ob willentlich oder aufgrund mangelnden Einfühlungsvermögens, sei dahingestellt. Ich konnte von Glück reden, dass ich sprachlich gewandt genug war, Versicherern und Ämtern Kontra zu geben, Widersprüche zu formulieren und mir Netzwerke mit doppeltem Boden zu bauen, um am Ende das zu bekommen, was Jens meines Erachtens nach zustand.

Was passierte bloß mit Eltern, bei denen das nicht so war?

NORWOOD 2

23. März 1999. Ein Tag vor Norwood 2.

Es war ein beklemmendes Gefühl, Jens ausgerechnet jetzt diese OP zuzumuten. Die Kur hatte ihm gutgetan, er hatte 500 Gramm zugenommen: Vier Wochen Zusammensein mit der kompletten Familie hatten aus Jens einen fröhlichen kleinen Jungen gemacht, dessen Mundwerk nicht stillstand. Je näher der Abend rückte, desto schwerer wurde Kees und mir ums Herz, doch wir schauten dem folgenden Tag mit viel Zuversicht entgegen. Gerade weil es Jens so gut ging. Und es wurde auch höchste Zeit, dass wieder etwas mehr Ruhe in unser Leben einkehrte: Die Kur hatte Kees und mir gezeigt, wie sehr wir uns voneinander entfernt hatten im zurückliegenden Jahr. Kees lebte in seiner Welt, ich in meiner. Finanzen und Geschäftsreisen versus Jens und die Zwillinge. Am Ende eines Arbeitstages hatte keiner mehr genug Energie, in die Welt des anderen einzutauchen. Zwar waren die Eigenschaften, die wir mit in unsere Ehe gebracht hatten, goldrichtig für die Aufgaben, die wir nun zu erfüllen hatten – Kees, der sich von dem Kuddelmuddel zu Hause nicht beeinflussen ließ und stoisch seinen Job erledigte; ich, die ich sowieso nie Pläne machte und auf stündlich wechselnde Situationen wie ein Feuerlöscher reagieren konnte –, aber emotional trieben sie uns immer weiter auseinander. Mehr noch, sie waren bester Nährboden für gegenseitige Verständnislosigkeit. So saßen wir allabendlich im winzigen Wohnzimmer unseres Schwarzwald-Kur-Appartments, ohne Fernseher oder anderweitige Ablenkung, und hatten uns wenig Nettes zu sagen. Unserem Leben waren die gemeinsamen Freuden abhanden gekommen.

Die Versuche des Kur-Psychologen, Kees und mich zu mehr Austausch mit der Gruppe zu bewegen, scheiterten kläglich. »Ich habe momentan wirklich keinen Bedarf, mir die Probleme von anderen Leuten anzuhören. Außerdem verstehe ich nicht mal ihren Dialekt«, meinte Kees, womit das Thema für ihn erledigt war. Zu mir sagte der Psychologe nach zehn Minuten Audienz: »Sie haben sehr viele Skelette im Keller«, und löste damit im Beisein meines Mannes und eines pickeligen Psychologie-Studenten ein Tränenmeer aus. So etwas war mir noch nie passiert, und es war mir dermaßen peinlich, dass ich weitere Gespräche mit diesem Psychologen tunlichst vermied.

Wahrscheinlich waren Kees und ich noch nicht reif für diesen Mann. Vielleicht wäre es kontraproduktiv gewesen, im eigenen Seelenleben herumzukramen, so kurz vor Jens' OP, wo es auf unsere Stärke ankam, nicht auf unsere Schwächen.

*

24. März 1999. D-Day. 9 Uhr morgens.

»Hier müssen Sie sich leider von Jens verabschieden.« Der OP-Bereich der Universitätsklinik liegt in einem anderen Gebäude als die Kinderklinik. Die Krankenschwester hat mich und Jens dorthin begleitet. An der Eingangstür zum OP-Bereich ist für mich Schluss. Es ist eine dicke, graue Eisentür, vor der ich jetzt stehe. Auf meinem Arm halte ich einen Einjährigen. Er hat Schlafmittel bekommen, aber er schläft nicht. Er ist misstrauisch. Er weiss nicht, wo er sich befindet. Zu oft schon sind schlimme Dinge passiert, als er nicht wusste, wo er sich befand. Jens schaut mich an. Riesengroße blaue Augen. Die Eisentür öffnet sich. Eine Fremde kommt auf uns zu, sie ist vermummt. Sie greift nach Jens. Jens wehrt sich gegen die fremden Hände, die stärker sind. Die Schreie des Kindes gehen durch Mark und Bein. Es bäumt sich auf, seine angsterfüllten Augen schauen über die Schulter der Fremden, direkt in mein Gesicht. Es streckt seine Arme nach mir aus. Lass' sie mich nicht holen, Mama, bitte, lass' sie mich nicht holen! Dann fällt die Eisentür ins Schloss. Ich lasse es geschehen, obwohl ich innerlich schreie wie mein Kind. Die ausgestreckten Hände, die großen Augen, sie brennen sich in mein Gehirn.

Die Krankenschwester hat gut gemeinte Floskeln zur Hand: »Jens wird gleich schlafen. In sechs Stunden haben Sie ihn wieder!« Sechs Stunden, in denen ich das Schicksal meines Kindes in fremde Hände lege. Es muss sein, wenn ich möchte, dass es weiterlebt. Die Schwester eilt zurück auf ihre Station. Hat sie eine Vorstellung davon, was in mir vorgeht?

Ich laufe zum Café an der Ecke. Kaffee, endlich Kaffee! Und ein frisches Brötchen. Ich gehe weiter zur Buchhandlung, stöbere. Laufe am Flussufer entlang. Es ist ein schöner Frühlingstag heute. Frisch. Zum Mittagessen treffe ich mich mit meinem Mann im Bistro auf dem Klinikgelände. Man wird uns anrufen, wenn wir zu Jens können.

Um zwei Uhr klingelt das Handy. Es ist der weißhaarige Professor. Er bittet uns, in sein Büro zu kommen. Es sei dringend. Wir sind beunruhigt. Man weiss, was so ein Anruf bedeutet.

»Jens ist noch im Operationssaal. Die Operation wurde wie geplant durchgeführt. Wir haben aber im Moment das Problem, dass wir ihn nicht mehr von der Herz-Lungen-Maschine wegkriegen. Jedes Mal, wenn wir sie abstellen und Jens' Herz wieder selbstständig arbeiten lassen wollen, erhöht sich der Gefäßwiderstand in seiner Lunge. Scheinbar toleriert die Lunge die veränderten Druckverhältnisse nicht. Wenn dieser Zustand anhält, müssen wir die Operation wieder rückgängig machen. Also zurückoperieren.« Pause. »Die Lage ist sehr kritisch und es ist mit Komplikationen zu rechnen. Auch durch die vielen Stunden an der Herz-Lungen-Maschine. Ich weiß nicht, was gerade im OP passiert und wie sich die Chirurgen entscheiden werden. Ich rufe Sie an, sobald ich mehr weiß.«

Im Büro des weißhaarigen Professors bricht gerade eine Welt zusammen. Die Lunge spielt nicht mit. Sie streikt. Von der Lunge war nie die Rede gewesen.

Die Stunden, die folgen, verbringe ich wie in Trance. Ich weiss, dass mein Mann da ist, aber ich habe keine Verbindung zu ihm. Denke nur an das Kind, das ich vielleicht nicht lebend wiedersehe. An seinen letzten, angsterfüllten Blick. Mein Mann ist schweigsam.

Um sechs Uhr meldet sich der weißhaarige Professor. Wir treffen uns in seinem Büro. »Die Chirurgen haben eine Lösung gefunden, die zu funktionieren scheint. Jens müsste gleich aus dem OP kommen. Er wird die Nacht im OP-Gebäude verbringen. Sie dürfen ihn dann kurz sehen.« Eine Zentnerlast fällt von uns ab. Ich lege meine Hand in die meines Mannes; gemeinsam gehen wir zu unserem Sohn. Er liegt ganz allein in einem kleinen, düsteren Zimmer und ist wieder zu dieser ferngesteuerten Puppe geworden. Aber er lebt, der Monitor zeigt regelmäßige Linien. Nur das zählt.

Auf Jens' Brust klebt ein dicker Verband. »Der Brustkorb ist noch nicht verschlossen, falls es noch mal Komplikationen gibt. Aber im Moment ist er stabil«, erklärt uns ein Pfleger. »Ich werde heute Nacht bei ihm bleiben.«

Ich streichle Jens über die Wange. »Machen Sie mal nicht«, sagt der Pfleger. »Das könnte ihn aus dem Gleichgewicht bringen. Er war neun Stunden im OP. Er braucht absolute Ruhe.«

Stundenlang könnte ich hier stehen und Jens einfach nur ansehen. Doch Kees drängt. »Komm, wir können hier nichts mehr tun. Lass uns heimfahren.« – »Wir rufen an, wenn etwas ist.« So verabschiedet uns der Pfleger.

Zu Hause berichten wir der Nanny kurz, was passiert ist, und bitten sie, am nächsten Tag sehr früh da zu sein. Kees möchte noch vor der Arbeit zu seinem Sohn.

Die Zwillinge liegen wach in ihren Betten. »Jens geht's gut«, sagen wir ihnen.

Wir stellen das Telefon neben unser Bett und finden ein paar Stunden unruhigen Schlaf. Wir wissen, was es bedeutet, wenn das Telefon klingelt. Es ist ein schlechtes Gefühl, so weit weg zu sein von Jens.

Am nächsten Morgen um sieben Uhr machen wir uns auf den Weg in die Klinik. Die Nacht war ruhig; wir sind zuversichtlich. Das Autoradio berichtet von den ersten NATO-Luftangriffen auf Serbien. Wir stehen auf dem Klinikparkplatz, als das Autotelefon klingelt. Es ist die Nummer des Chirurgen. Kees nimmt ab und schaltet auf Lautsprecher: »Gut, dass ich Sie erreiche. Ich brauche Ihre Zustimmung für eine erneute OP. Jens' Lunge nimmt kein Blut mehr auf. Das ganze Blut staut sich in den Oberkörper zurück. Wir müssen die OP von gestern so schnell wie möglich rückgängig machen. Wir haben das noch nie vorher gemacht. Ich kann Ihnen nichts versprechen. Aber es ist unsere einzige Chance.« Pause. »Bitte gehen Sie sofort zu Jens. Ich warte, bis Sie ihn noch einmal gesehen haben.«

Noch einmal gesehen haben.

Der Anblick von Jens ist grausam, erschütternd, obszön. Er liegt nackt aufgebahrt und scheint aus zwei Teilen zu bestehen, die nicht zueinander gehören. Oberhalb seines Herzens, wo sich das Blut zurückstaut, hat er die Gestalt eines rotfleischigen Sumo-Ringers. Vom Herzen abwärts gleicht er einem blutleeren Verhungernden. Ich ertrage diesen Anblick nicht. Fragen schießen mir durch den Kopf: Jens, wo bist du? Bist du noch hier in diesem Körper? Ist das noch dein Körper? Wo muss ich dich suchen? Wahrscheinlich sind dies unsere letzten Minuten mit Jens. Im Geiste sage ich meinem Sohn, dass ich seine Entscheidung akzeptieren werde – egal, wohin sie führt. Aber ich sage ihm auch, dass wir uns unheimlich freuen würden, wenn er sich entschließen könnte, bei uns zu bleiben.

Gegen 10 Uhr wird Jens zum zweiten Mal in den OP gebracht. Kees ruft im Büro an. Er wird heute nicht zur Arbeit kommen.

Mein Mann und ich laufen stundenlang im Nieselregen am Fluss entlang. Auf und ab, auf und ab, immer wieder. Nur nicht zu weit von der Klinik entfernen. Tränen laufen mir über die Wangen; ich lasse sie laufen, ohne Kees damit zur Last zu fallen. Sein Gesicht ist wie versteinert. Wir gehen Arm in Arm. Dürfen uns jetzt nicht fallen lassen. Der andere wäre nicht stark genug, um aufzufangen.

Zwischendurch setzen wir uns immer wieder ins Klinik-Bistro. Meine Tränen hören nicht auf zu laufen. Es ist mir egal. Ich habe alle Menschen um mich herum ausgeblendet. Das Einzige, was ich wahrnehme, ist das Radio im Hintergrund. Den ganzen Tag berichtet es über den Krieg im Kosovo. Anderswo sterben Menschen. Gesunde Menschen. Viele. Jetzt, in diesem Moment.

Um sechs Uhr abends werden wir ins Büro des Chirurgen gerufen. Er sitzt uns in seiner OP-Kluft gegenüber. »Die Operation ist gelungen, aber Jens' Zustand ist grenzwertig. Absolut grenzwertig. Wie seine Lunge reagiert hat, das war ein Phänomen. Wir haben so etwas noch nie gesehen. Wir haben die medizinischen Möglichkeiten voll ausgereizt. Jetzt kann nur noch Jens bestimmen, wo er hinwill. Bessere Chancen als 50/50 kann ich ihm nicht einräumen. Er verbrachte sehr viel Zeit an der Herz-Lungen-Maschine. Es tut mir leid.« Pause. »Sie sollten heute Nacht auf dem Klinikgelände bleiben.«

Die Nacht verbringen Kees und ich in einem winzigen Kämmerchen eines ausgedienten Schwesternwohnheims. Auf den Gängen ist kein Mensch zu sehen. Es steht nur ein Bett in dem Zimmer, in das wir uns hineinlegen. Wir halten uns in den Armen, auf den Anruf, den Last Call, wartend, der unser Leben womöglich zerstören wird. Es ist die schlimmste Nacht unseres Lebens. Doch das Unfassbare geschieht: Jens hält bis zum nächsten Morgen durch. Seine Lunge hat auf ein gefäßerweiterndes Gas reagiert. Neben seinem Bett steht eine große graue Gasflasche, die an die Beatmungsmaschine angeschlossen ist. »NO« steht auf der Flasche; darunter klebt ein Totenkopf. Stickstoffmonoxid. An deutschen Kliniken ist dieses Gas noch nicht zugelassen, erklärt man mir.

Ein paar Stunden später drückt mir die Sekretärin des weißhaarigen Professors ein Papier in die Hand.

Ärztliche Bescheinigung:

Bei dem o.g. Patienten liegt eine schwere angeborene Herzerkrankung vor, die bis auf Weiteres stationär behandelt werden muss. Während des bisherigen Aufenthaltes waren bereits zwei aufeinanderfolgende umfangreiche Herzoperationen mit der Herz-Lungen-Maschine nötig, wobei sich der Junge in akuter und während der postoperativen Intensivpflege in anhaltender Lebensgefahr befand bzw. befindet. Der endgültige Ausgang ist aus heutiger Sicht noch nicht vorhersehbar. Der Junge bedarf auch jetzt noch umfangreicher intensivpflegerischer Maßnahmen. In dieser Situation ist die tägliche Anwesenheit eines Elternteils im Krankenhaus aus medizinischer Sicht geboten und notwendig. Hieraus ergibt sich im Bedarfsfall auch die Notwendigkeit der Gewährung weiterer Hilfen nach dem SGB V, z.B. auch der Kostenübernahme für eine Haushaltshilfe.

*

Jens liegt in dem düsteren Zimmer im OP-Gebäude. Das Zimmer ist nicht vorgesehen für Kinder. Alles hier ist überdimensioniert. Der Pfleger stöhnt, er ist nicht ausgebildet für ein kleines Kind. Doch Jens muss hier bleiben, weil er nicht transportfähig ist. Ich soll Jens nicht anfassen. Setze mich neben ihn und schaue ihn nur an. Ich glaube daran, dass er meine Nähe spürt. Irgendwo im Weit-weit-weg-Land.

Die allgemeine Krankenhausbetriebslehre sagt, dass ich jetzt medizinisch notwendig bin. Ganz offiziell. Ich kann mich glücklich schätzen.

Die Nanny zieht bis auf Weiteres bei uns ein.

Es ist Krieg im Kosovo.

*

Jens wurde mehrere Wochen beatmet, sediert, relaxiert und schmerztherapiert; sein Körper bis auf ein paar chemische Vorgänge in den Organen komplett stillgelegt. Am Karfreitag bekam er eine schwere Lungenentzündung, die in einem derartigen Zustand oft tödlich ausgeht.

Am Karsamstag starb unsere Katze, die urplötzlich von einer unerklärlichen Krankheit überwältigt worden war. Ich hielt sie im Arm, als der Tierarzt ihr die tödliche Spritze gab. Das Mittel, das er ihr spritzte, bekam auch Jens. Nur die Dosis entscheidet über Leben und Tod. Ich verlor die Nerven. Der Tierarzt wusste nichts von Jens. Er dachte, meine Trauer gelte der Katze.

Als man Jens wacher werden ließ, konnte man lange Zeit nicht beurteilen, ob er durch die Operation Gehirn- oder Nervenschäden davongetragen hatte. Seine linke Körperhälfte war gelähmt. Alles deutete auf einen Schlaganfall hin. Durch die ungewöhnlich lange Morphingabe musste er einen schrecklichen Entzug durchmachen. Sein rechtes Zwerchfell funktionierte nicht mehr und quetschte den Lungenflügel nach oben. Ein Grippevirus machte eine erneute Beatmung notwendig. Wegen anhaltender Herzrhythmusstörungen musste man Jens in einer weiteren Operation einen Herzschrittmacher implantieren.

Am 2. Juni wurde Jens aus der Klinik entlassen. In den Monaten, die hinter ihm lagen, hatte er ein Tal durchwandert, das fernab jeder menschlichen Vorstellungskraft liegt. Wie unerschütterlich musste der Lebenswille dieses Kindes sein.

JULIUS

Mit dem Einverständnis seiner Eltern möchte ich jetzt die Geschichte von Julius erzählen, der am 2. Juni beerdigt wurde, an dem Tag, an dem ich Jens nach seiner fehlgeschlagenen Operation nach Hause holen durfte, in das Haus am Hang mit den drei Kinderzimmern.

Im Herbst 1998, als Jens wegen seiner Infekte immer wieder auf die Intensivstation musste, begegneten wir dort Ulrike und Julius. Julius wurde am 11. September 1998 geboren, mit einem ähnlich »komplexen Vitium« wie Jens. Ähnlich komplex und doch völlig anders. Die Anschlüsse seiner großen Arterien waren vertauscht, so dass sein Körper immer wieder das gleiche, verbrauchte Blut bekam. Normalerweise operiert man Kinder mit diesem Herzfehler sofort, indem man die Arterien vom Herz abtrennt und an die richtige Stelle setzt. Bei Julius jedoch war die Lungenschlagader viel zu klein und viel zu eng, als dass dadurch genügend Blut hätte fließen können. Es galt, die Zeit zu überbrücken, bis sie groß genug sein würde für eine lebensrettende Operation.

Auf der Ki2 gab es nicht nur das große Zimmer, in dem die frisch operierten und kritischen Fälle untergebracht waren, sondern auch ein paar Zweibettzimmer für Kinder, bei denen keine akute Lebensgefahr mehr bestand. In diesen Zimmern war es ruhiger, und wenn man eine Zimmergefährtin hatte, mit der man sich gut verstand, hatte man hier viel Zeit für Gespräche. Ich erinnere mich genau an den Tag, an dem Jens' Bett in Julius' Zimmer geschoben wurde. Seine Mutter Ulrike hatte ich schon öfters auf dem Gang gesehen. Eine große, blonde und sehr hübsche Frau, die auf mich einen unnahbaren Eindruck machte. Ein echtes Nordlicht. Anfangs beäugte ich Ulrike skeptisch, aber es stellte sich schnell heraus, dass sie ganz anders war, als ich erwartet hatte.

Wie soll ich Ulrike beschreiben? Sie war nicht rebellisch. Sie schien die Dinge anzunehmen. Nicht ohnmächtig und ergeben, sondern mit einer großen Besonnenheit. Sie interessierte sich sehr für ein Buch von Elisabeth Kübler-Ross, das ich gerade las. Es hieß *Kinder und der Tod.* Sie mochte das Bild vom Schmetterling, der sich gerade aus seinem Kokon befreite. Ein Wesen, das seine Erdenhülle abstreift und gen Himmel fliegt. Sie war die erste Mutter auf Station, die das Bedürfnis hatte, sich mit mir über den Tod zu unterhalten. Sie erzählte mir, dass sie Studentin war und eine Tochter im Alter meiner Zwillinge hatte. Nachdem ihre Schwester zum zweiten Mal schwanger geworden war, hatte sie sich kurzfristig entschieden, dieses Glück auch noch einmal erleben zu wollen. Jetzt fragte sie sich, ob sie damit wohl zu viel vom Leben verlangt hatte.

Auch Julius zeigte seinen Mitmenschen, welchen Weg er gehen wollte. Er entschied sich für einen anderen als Jens. Das erste halbe Jahr seines Lebens verbrachte Julius auf der Ki2. Es war eine qualvolle Zeit für ihn, und es war qualvoll für seine Eltern mitansehen zu müssen, wie Julius sich von einer Notoperation und Reanimation zur nächsten hangelte, weil sein kleiner Körper den Ansprüchen, die man an ihn stellte, nicht gewachsen war.

In ihrem Bericht für das Internetforum schreibt Ulrike:

24. Oktober 1998: Julius wird auf Station getauft. Die ganze Familie ist da und wir singen für ihn ›Ich schenk dir einen Regenbogen‹. Sein Vater begleitet uns dabei auf der Gitarre. Julius' Taufspruch: Gott hat uns nicht gegeben den Geist der Furcht, sondern den Geist der Kraft, der Liebe und der Besonnenheit.

Julius konnte sich nicht entwickeln, wie es sich die Ärzte erhofft hatten. Er konnte nicht trinken, weil eine Seite seines Gesichts gelähmt war. Sein eines Auge konnte er nicht schließen, es wurde zugenäht, um ihm wenigstens die qualvolle Prozedur der vierstündlichen Desinfektion zu ersparen. Denn es gab so viel Schmerzhaftes, was man ihm nicht ersparen konnte – das Absaugen des Lungensekrets bei vollem Bewusstsein, die stündlichen Blutabnahmen, das ständige Einführen und Herausziehen des Beatmungsschlauchs, die gefährlichen Viren und Bakterien, die wieder neue Blutabnahmen und neue Infusionsflaschen nötig machten.

18. Februar 1999: Julius muss sich einer erneuten Herzkatheter-Untersuchung unterziehen. Während der Untersuchung spüre ich in mir den Entschluss reifen, egal was kommt, Julius nicht mehr operieren zu lassen. Ich möchte das nicht kommentieren, denn ich kann es nicht genau erklären. Treffender, als es in den Entlassungspapieren von Julius steht, kann ich es nicht formulieren: ›Nach ausführlicher Darstellung der Befunde konnten sich die Eltern aufgrund der schwierigen Gesamtsituation und nach der langen Hospitalisierung des Kindes derzeit nicht zu einem risikobehafteten operativen Eingriff entschließen.‹ Unser Entschluss stand jetzt fest, Julius so schnell wie möglich nach Hause zu holen, um ihm dort noch eine schöne Zeit zu geben, eine Zeit ohne ständige Untersuchungen, Piksereien und zentrale Venenkatheter. Wir fühlen, dass wir ihm das schuldig sind.

Ende Februar wurde Julius aus der Klinik entlassen, nachdem Ulrike und ihr Mann ihr Schlafzimmer zu Hause zu einer Intensivstation umgerüstet hatten, mit Sauerstoffflasche, Absauggerät und Monitor zum Überwachen der Herzfunktion.

20. April 1999: Der Kinderarzt diagnostiziert bei Julius eine Lungenentzündung. Es hört sich krass an, aber wir entscheiden uns bewusst gegen Intensivmedizin und Antibiotikum und wollen Julius wirklich seinen eigenen Weg gehen lassen, mit allen Konsequenzen. Er hat sich selbst aus diesem Infekt hochgerappelt, aber dabei seine letzten Reserven aufgebraucht. Seitdem fiebert er immer wieder auf und die Lunge ist mal mehr, mal weniger zu mit Sekret. Ohne Sauerstoffbrille kommt er nicht mehr aus.

27. Mai 1999: Wir sind Julius dankbar für jeden Tag, den er bei uns bleiben will!

Julius starb am 30. Mai 1999. Zu Hause, im Schlafzimmer seiner Eltern. Er ging so, wie er neun Monate zuvor gekommen war. Mit drei Kilogramm Körpergewicht und einem schweren Herzfehler. Und doch hat er die Welt verändert. Die Tage bis zu seiner Beerdigung verbrachte er in seiner Wiege im Schlafzimmer seiner Eltern, auf Rosen gebettet.

✳

Der 2. Juni 1999 ist ein warmer Sommertag. Julius Grabstein hat die Form eines Schmetterlings. Nachdem er ins Grab hinabgelassen ist, lässt jedes Kind, das zur Beerdigung gekommen ist, einen Luftballon gen Himmel fliegen. Bunte Luftballons steigen der Sonne entgegen. Ein wunderschöner Anblick! Nachdem sich die Trauergesellschaft aufgelöst hat, zieht sich der Himmel zu und es tobt ein furchtbares Gewitter.

Zum Andenken an Julius haben Ulrike und Joachim im Elternzimmer der Ki2 ein Bild aufgehängt. Darauf ist eine Allee zu sehen. Ein langer Weg, gesäumt von großen, starken Bäumen. Ein Weg voller Licht und Schatten.

Ulrike hat vier Jahre nach Julius' Tod Zwillinge zur Welt gebracht. Zwei kleine Jungen, die einander gleichen wie ein Ei dem anderen. Den Menschen, denen sie heute begegnet, erzählt sie nichts von dem, was damals geschehen ist. Es ist ihr Geheimnis.

Du warst es wert so sehr geliebt zu werden. Du bist es wert, dass so viel Traurigkeit geblieben ist an Deiner Stelle.

So steht es auf der Trauerkarte.

DIE ENTSCHEIDUNG

Jens hatte uns den Weg gezeigt, den er gehen wollte. Hatte mit eiserner Willenskraft dem Tod getrotzt, an seinem Leben festgehalten und einen gestandenen Herzchirurgen zu der Aussage bewegt, dass seine Genesung ein Wunder sei. Inzwischen war es Sommer geworden. Mit Unterstützung seiner quirligen Schwestern hatte Jens die Lust am Leben zurückgewonnen und sich zu einem fröhlichen Blondschopf gemausert, dessen Mundwerk nie stillstand. Was er brabbelte, ergab nun schon fast einen Sinn. Natürlich war sein Gesundheitszustand objektiv gesehen schlechter als vor der Operation. Mit seinen eineinhalb Jahren konnte Jens noch nicht frei sitzen, geschweige denn krabbeln. Er musste lernen, sich zu bewegen und seine Lunge zu belüften, wenn er einigermaßen gesund durch den nächsten Winter kommen wollte. Ergo- und Physiotherapie, konsequentes Inhalieren dreimal täglich, mindestens zwei Stunden an die frische Luft. Und diese scheußlichen Medikamente, die im Hals stecken blieben und ihn würgen ließen! Eine Geduldsprobe für alle Beteiligten, denn neben einem starken Willen hatte Jens ein für sein Alter bemerkenswertes Verhandlungsgeschick, mit dem er für jede erbrachte »Leistung« eine Gegenleistung zu seinen Gunsten einforderte.

Die Operation musste in nicht allzu ferner Zukunft wiederholt werden. Es lag an Kees und mir zu entscheiden, wo dies geschehen sollte. Über eines waren wir uns einig: Nach allem, was Jens schon hatte erdulden müssen, waren wir es ihm schuldig, mit ihm für eine optimale Behandlung bis ans Ende der Welt zu reisen.

Nach gründlicher Überlegung beschlossen wir, Jens in Birmingham, England, operieren zu lassen. Unser Entschluss für Birmingham basierte auf dem Weltruf des dortigen Chirurgen als Linksherz-Spezialisten und auf einer simplen Milchmädchenrechnung: Jens würde dort die besten Chancen haben, wo man die meiste Erfahrung beim Operieren komplexer Herzfehler seines Kalibers hatte. In Deutschland gab es zwar mehr als dreißig Kliniken, die derartige Herzfehler operierten, aber nur zwei, die es auch nur annähernd so oft taten wie das Birmingham Children's Hospital. Und es gab überhaupt nur einen deutschen Herzchirurgen, der sich, wie Dr. Clark aus Birmingham, ausschließlich auf Kinderherzen spezialisiert hatte.

Um Jens in Birmingham operieren lassen zu können, mussten wir sicherstellen, dass jemand die Kosten dafür übernehmen würde. Ohne diese Sicherheit hätte man uns in England nicht einmal über die Türschwelle gelassen. Formal gesehen hätte alles so einfach sein können. Alles, was die Krankenkasse wollte, war eine schriftliche Bestätigung eines deutschen Herzspezialisten, dass Jens' Chancen auf eine erfolgreiche Operation im Ausland höher lagen als in Deutschland.

Wir baten den weißhaarigen Professor um eine Stellungnahme. Er schrieb:

Der Chirurg unserer Klinik sowie mehrere andere Herzchirurgen in Deutschland sind durchaus in der Lage, diese Operation durchzuführen, so dass eine Operation in dieser Situation im Ausland nicht notwendig ist.

Plopp, so macht eine Seifenblase, wenn sie zerplatzt und aus Illusionen leere Löcher werden.

*

Vom Professor war keine Hilfe mehr zu erwarten. Also mussten wir sie woanders suchen. Von einem Vater aus dem Internetforum erfuhr ich von einer niedergelassenen Kinderkardiologin, die öfters Kinder nach England schickte, welche von deutschen Kliniken mit dem Vermerk »inoperabel« abgelehnt worden waren. Ich fuhr mit Jens zur Praxis dieser Kardiologin, irgendwo am anderen Ende von Deutschland, und schilderte ihr, was geschehen war. Sie setzte einen Brief für die Krankenkasse auf und kontaktierte Dr. Clark.

Der Direktor unserer Krankenkasse teilte uns daraufhin mit, dass er sich angesichts zweier widersprüchlicher Arztschreiben für das weniger exotische entscheiden wolle, es sei denn, wir würden ihn mittels eindeutiger Beweisführung von der Unrechtmäßigkeit seines Entschlusses überzeugen. Nach zwei nervenaufreibenden Stunden an seinem Verhandlungstisch bekamen wir unsere vorläufige Kostenzusage für England. Was ihn letztendlich überzeugte – Kees' sachliche Argumentation, meine tränenverquollenen Augen oder die mitleiderregende kleine Kreatur, die ich in meinen Armen hielt –, konnte uns einerlei sein. Klar war jedoch, dass unser Sieg ein Pyrrhussieg war, denn er legte sich wie ein dunkler Schatten auf unser Verhältnis zum weißhaarigen Professor, auf dessen sorgfältige Betreuung, England hin oder her, Jens auch in der Zukunft angewiesen war.

*

Lieber Herr Professor,

erinnern Sie sich an Jens? Bestimmt erinnern Sie sich, denn ich habe gehört, dass sein Bild noch immer auf Ihrer Intensivstation hängt. Das freut mich, ich denke, das hat er verdient. »Wir haben es geschafft ... aber es war ganz schön knapp!«, steht unter seinem Foto.
Als Sie und ich uns vor einigen Jahren zufällig begegnet sind, hatte ich das Gefühl, dass noch immer eine große, unüberwindbare Mauer zwischen uns stand. Ich war sicher die Letzte, die Sie zu sehen wünschten.
Eine Freundin, der ich erzählt habe, dass ich die Geschichte von Jens aufschreiben möchte, sah das als meine Gelegenheit, mit Ihnen »abzurechnen«. Zu ihr habe ich gesagt: »Nein, das ist nicht meine Absicht. Weißt du, ich denke, er hatte seine Gründe für alles, was er tat. Er hat mir viel Kummer bereitet und mich sehr enttäuscht damals. Aber letztendlich ist für Jens alles so gekommen, wie es gut war. Es tut mir nur leid, dass ich nicht mit ihm über alles reden konnte.«
Heute steigen in mir keine Emotionen mehr hoch, wenn ich an Sie denke – weder negative noch positive. Es ist alles schon so lange her, und die Zeit heilt alle Wunden. Sie haben die Geschichte von Jens mitgestaltet, Sie gehören einfach dazu. Ohne Sie und die Menschen, die mir in Ihrer Klinik begegnet sind, säße ich jetzt nicht hier und würde dieses Buch schreiben.
Ich habe mich damals dafür entschieden, das Schicksal meines Sohnes aus Ihren Händen zu nehmen und in die des besten Chirurgen der Welt zu legen. Wie hätte ich jemals wieder in den Spiegel schauen können, wenn ich mit Jens in Ihrer Klinik geblieben und wirklich das Schlimmste passiert wäre? Hätte ich mir nicht für den

Rest meines Lebens sagen müssen: »Du hast es gewusst und hast nicht gehandelt!«?

Natürlich, das Schlimmste kann überall passieren. Aber wenn Jens in England gestorben wäre, hätte ich zumindest nicht Ihnen dafür die Verantwortung geben müssen. Ich habe mir immer Ihren Chirurgen vorgestellt, wie Jens noch einmal auf seinem OP-Tisch liegt. Was für ein enormer Druck auf ihm gelastet hätte! Wären seine Finger ruhig genug gewesen? Wären nicht alle Beteiligten nervöser gewesen als sonst? Nun, ich bin kein Arzt und kein Chirurg. Vielleicht haben Letztere ja die Fähigkeit, das Kind, das vor ihnen liegt, als ihren Job zu sehen und nicht daran zu denken, in welche zwischenmenschlichen Beziehungen es verwoben ist und wie viel lebenslangen Schmerz sein Verlust bereitet.

Ich wollte Sie nicht hassen müssen, Herr Professor. Dazu war ich bereits eine viel zu große Bindung mit Ihnen eingegangen. Sie haben es durch Ihre Art und Ihren Einsatz geschafft, mich so weit zu bringen, dass ich vertraute. Ich wollte Ihnen auch weiterhin vertrauen können. Deshalb bin ich mit Jens nach England gegangen.

Ich befürchte jedoch, Sie haben meine Entscheidung für England als Vertrauensbruch aufgefasst. Als einen Affront, ein Anzweifeln Ihrer Fähigkeiten. Ja, so muss es gewesen sein. Natürlich waren Sie enttäuscht von mir, nach allem, was Sie für Jens getan hatten. Aber glauben Sie mir, ich habe niemals für irgendetwas die Schuld bei Ihnen gesucht. Ich wollte nur verhindern, dass es einmal so weit kommen würde. Ich wollte Sie auch nicht austauschen gegen ein x-beliebiges anderes deutsches Herzzentrum mit einem x-beliebigen ande-

ren Professor. In meinen Augen hatten Sie das nicht verdient. Ich wollte den besten Chirurgen der Welt finden. Würde er es nicht schaffen, Jens zu helfen, dann hätte es nicht sein sollen. Zumindest aber hätte ich dann das Gefühl gehabt, alles für meinen Sohn getan zu haben.
Ihre Weigerung, die Auslandsoperation bei der Krankenkasse zu befürworten, hat mich damals schwer getroffen. Heute sehe ich ein, dass für Sie eine solche Befürwortung einem Verrat gleichgekommen wäre: Einem Verrat an sich selbst, Ihrer Klinik und allen Menschen, die dort arbeiten. Einem Verrat an den Herzzentren in Deutschland. Ich aber brauchte diese Bestätigung, egal woher, obwohl ich mir darüber im Klaren war, dass das einen Bruch mit Ihnen zur Folge haben würde. Ich war bereit, diesen Preis zu bezahlen. Ich habe mich für mein Kind entschieden. Es fiel mir schwer, sehr schwer, und es hat verdammt wehgetan. Aber ich habe es nie bereut.
Letztendlich habe ich den Schrieb bekommen, den ich brauchte, auch wenn ich dafür einmal quer durch Deutschland fahren musste. Das Internetforum hat mir dabei geholfen. Erinnern Sie sich an das Internetforum? Wir hatten uns einmal über Sinn und Unsinn derartiger Selbsthilfegruppen unterhalten. Ich war der Meinung, dass zwischen uns Eltern ein riesiger Kommunikationsbedarf besteht, während Sie glaubten, das alles würde uns nur verunsichern. Wie immer hatten wir beide recht – jeder aus seiner Perspektive.
»Er wird uns den Weg zeigen, den er gehen will.« Diesen Satz habe ich oft aus Ihrem Mund gehört, Herr Professor! Für mich ist er zum wichtigsten Satz im Leben meines Kindes geworden. Jens hat uns

immer gezeigt, wo er hinwollte, ohne den geringsten Zweifel. Auch wenn sich unsere Geister irgendwann schieden, für diesen Satz werde ich Ihnen immer dankbar sein!

DURCHHALTEN!

Wir flogen nach England. Der Chirurg schickte uns wieder nach Hause.

»Ich glaube, es wäre sinnvoll, noch ein, zwei Jahre mit der Operation zu warten. Jens' Geschichte ist so komplex, und es gab so viele Komplikationen. Im Moment ist er stabil. Wir sollten ihm die Zeit gönnen, sich ein wenig zu entwickeln. Auch wegen des Schlaganfalls wäre es besser, noch zu warten. Das Risiko an der Herz-Lungen-Maschine ist einfach zu groß. Wir hören voneinander.«

Also vorerst keine Operation. Erst mal verschnaufen. Auch gut. Netter Chirurg.

*

Als der Herbst nahte und jeder um uns herum zu husten anfing, wurde ich unruhig. Ich war nicht scharf auf noch eine Kur. Gab es denn nicht etwas Gutes, das man Jens tun konnte, damit er nicht wieder in diesen Viren-Strudel geriet? Man empfahl uns einen Aufenthalt in »mildem Reizklima«, um sein Immunsystem zu stärken. Mindestens vier Wochen.

Ulrike, die nach dem Tod von Julius zur guten Freundin geworden war, hatte eine dänische Tante mit einem Ferienhaus an der Ostsee. Also auf nach Dänemark!

Dänemark im November ist nicht unbedingt ein beliebtes Touristenziel. Meine Töchter und ich waren die Einzigen, die am Strand nach Muscheln und Seesternen suchten, während Jens uns mehr oder weniger geduldig von seinem Kinderwagen aus beobachtete. Wir blieben fünf Wochen im bunten Holzhaus am Meer und feierten dort Jens' zweiten Geburtstag. Kees besuchte uns an den Wochenenden, meine Schwester Lisa gesellte sich eine Woche lang zu uns, und ab und zu schaute Ulrikes Tante vorbei, um uns einen Kuchen zu bringen und nach dem Rechten zu sehen. Wir erlebten die Novemberstürme, die unsere Hauswände wackeln ließen, beobachteten majestätische weiße Schwäne, die sich im Glanz der Herbstsonne auf einem dampfenden blauen Meer treiben ließen, und genossen die ganz besondere Atmosphäre der dänischen Vorweihnachtszeit, in der es überall nach Glögg duftete, die Kobolde ihre Späße trieben und die ersten Schneeflocken durch die Luft wirbelten.

Ich liebte Dänemark. Das kühle Meer, die Einsamkeit, die freundlichen und zugleich zurückhaltenden Menschen und ihre Sprache, die wie eine fröhliche Sommermelodie klingt. Ich fühlte mich gut aufgehoben in dieser Sprache.

Wir hatten Jens ein »Gehfrei« gekauft, eines dieser Laufwägelchen auf Rädern, in das jedes amerikanische Kleinkind gesetzt wird und das bei uns in Deutschland so verpönt ist. Zu Recht, ich gebe es zu. Für Jens jedoch, der mit seinen zwei Jahren noch nicht einmal krabbeln konnte, eröffnete es eine neue Welt. Singend und quiekend fegte er damit durchs Ferienhaus. Unermüdlich. Überhaupt legte Jens bei allem, was er tat, eine unglaubliche Willensstärke an den Tag. Er hasste etwas oder er liebte es. Es gab für ihn nichts dazwischen. Wenn er genoss, dann bis auf den letzten Tropfen. Er lachte und jubelte, wo er nur konnte. Weil ihm eine körperliche Entwicklung nur sehr begrenzt möglich war, konzentrierte er sich auf das

Sprechen. Sein Mundwerk stand nie still, und ohne dass ihm das jemals jemand beigebracht hätte, sprach er von seinen Schwestern als »JodiesNine«, genau wie diese es in seinem Alter auch getan hatten. Nur eines wollte Jens auf keinen Fall: alleine sein. Niemals. Er suchte die Nähe, den Platz auf einem Schoß oder zwischen seinen Schwestern, wenn im Fernsehen die Kinderstunde lief.

*

Zurück in Deutschland blieben wir natürlich trotz Ostseeluft von Winterviren nicht verschont. Jens war zwar etwas robuster geworden, aber seine Lunge blieb problematisch. Es machte mir eine Heidenangst, wenn sich sein Bewusstsein im rasanten Fieberanstieg trübte, sein Körper ein ungesundes, blaumarmoriertes Muster annahm und man seine Lunge brodeln hören konnte. Dabei atmete er so schnell und oberflächlich, dass ich befürchtete, er könne ersticken. Oft passierte das mitten in der Nacht, und ich konnte nichts für ihn tun, außer ihm Fieberzäpfchen in den Hintern zu schieben, den Kortisonnebel des Inhalators in sein Gesicht zu blasen und den Arztbesuch am folgenden Morgen herbeizusehnen. Ich war froh, dass man ihm diesen Herzschrittmacher implantiert hatte, der, so bildete ich mir ein, zumindest verhindern würde, dass sein Herz einfach stehen blieb. Jens' erster Fieberkrampf traf mich wie ein Blitz aus heiterem Himmel und ließ mich nach dem Notarzt brüllen, so sehr erinnerte er mich an den unheilvollen ersten Januar kurz nach Jens' Geburt.

Wir alle liebten Jens abgöttisch, doch er zerrte an unseren Nerven. Selbst wenn es ihm gut ging, verstand er es blendend, uns wahnsinnig zu machen. Er war einfach immer präsent, 24 Stunden am Tag. Er wollte partout nicht schlafen, hatte noch nie in seinem Leben Mittagsschlaf gehalten oder zur Beruhigung einen Schnuller in den Mund genommen. Abends legte er sich nur unter der Bedingung in sein Bett, dass man neben ihm Wache hielt. Kaum schlich man sich aus dem Zimmer, brüllte er los. Dieses Muster konnte sich stundenlang wiederholen, bis zum Erbrechen, egal wie konsequent man vorher »Jedes-Kind-kann-schlafen-lernen« mit ihm geübt hatte. Nachts wachte er alle zwei Stunden auf und winselte, er habe Angst und könne nicht mehr einschlafen. Wenn ich ihn dann zu mir ins Bett holte, hielt er mich wach bis zum nächsten Morgen. Irgendwann stellte ich sein Gitterbettchen direkt neben mein Bett und steckte meine Hand durch die Gitterstäbe, sobald das Jammern und Quasseln anfing. Mit Ausnahme der Nanny erklärte sich kein Mensch bereit, auf Jens aufzupassen, und selbst die klagte hinterher über hohen Blutdruck und Magenschmerzen.

Dieser blauäugige, strohblonde, sommersprossige Junge, der mir so absolut unähnlich war, dass ich glaubte, der Kuckuck hätte ihn mir ins Nest gelegt – er verzauberte mich und machte mich gleichzeitig kaputt. Die ständige Angst, der Schlafmangel, die Pfunde der Schwangerschaft, die ich immer noch auf den Rippen trug; die Freunde, die ich nicht mehr anrief, weil ich dazu nicht die Muße hatte; die Musik, die ich nicht mehr hörte, weil sie mich nervös machte; die Eifersucht, die mich plagte, wenn Kees auf Geschäftsreise war – war das noch ich? Mittlerweile reagierte ich sehr emotional auf alles und nahm jede Zurückweisung furchtbar persönlich. Tagelang konnte ich mich über uneinsichtige, kaltherzige Bürokraten aufregen oder über Kees, der, wie ich meinte, mit seinen Kollegen einen draufmachte, während ich mitten in der Nacht unter viel Geheule meine Widersprüche zu den amtlichen Bescheiden anfertigte: von der Kostenübernahme für das Inhaliergerät über die Feststellung eines Schwerbehindertengrades bis zur Bewilligung einer Pflegestufe und zurück.

Meine Toleranzschwelle sank auf kritische Tiefen. Oft war ich tagelang mit den Kindern alleine und fühlte mich völlig überfordert. Der Waldkindergarten, so schön er war, bedeutete auch, dass zwei Dreijährige in aller Früh in wetterfester Kleidung am Treffpunkt abzuliefern und mittags schlammgebadet von dort wieder abzuholen waren. Zum An- und Ausziehen ihrer Waldmontur hatten die beiden oft keine Lust. Sie trödelten und nörgelten herum, während Jens ganz nebenbei seinen Mageninhalt über sich erbrach, weil ihm ein Krümel im Hals stecken geblieben war. Oft stand ich knapp davor, meinen Töchtern Gewalt anzutun. Wenn ich meinem Zorn und meinem Frust dann in fürchterlichen verbalen Wutausbrüchen Ausdruck verlieh und die beiden plärrend vor mir standen und mich erschrocken anstarrten, schämte ich mich in Grund und Boden. Mein Verhalten, oder vielleicht den ganzen Stress zu Hause, verarbeiteten Jodie und Pauline nachts, wenn sie einnässten oder der Nachtschreck sie aus dem Tiefschlaf riss. Dann saßen sie aufrecht in ihren Betten und brüllten sich die Seele aus dem Leib, ohne dabei wirklich wach oder ansprechbar zu sein.

Kees bekam von alledem wenig mit. Er fragte nie nach Einzelheiten und von selbst erzählte ich ihm nichts. Wenn er von seinen Geschäftsreisen aus anrief, immer im falschen Moment, reagierte ich genervt und kurz angebunden. Als er mir vorwarf, ich sei zu dick und müsse etwas für meine Figur tun, stand für mich fest: Er liebte mich nicht mehr.

Viellicht wäre es jetzt Zeit für einen Psychologen gewesen. Aber das hätte bedeutet, mir meine Schwächen einzugestehen. Und schwach war das Letzte, was ich sein durfte.

AUF EIGENEN FÜSSEN

Mit zweieinhalb Jahren tat Jens seine ersten wackligen Schritte. Es war seltsam anzuschauen: Was andere Kinder mit zwölf Monaten scheinbar instinktiv lernen, nämlich einen Fuß vor den anderen zu setzen, bedurfte bei Jens einer sorgfältigen Planung. Er lernte das Laufen zuerst mit dem Kopf, danach mit den Beinen. Ein Schrittchen ohne die stützende Hand seiner Physiotherapeutin erforderte unendlich viel Geduld und Motivation. Als es endlich klappte, freute sich Jens wie ein Schneekönig, so dass im folgenden Herbst drei Paar rote Gummistiefel am dänischen Ostseestrand nach Seesternen suchten.

*

Dritter Geburtstag. Langsam war es an der Zeit, Jens von mir abzunabeln. »Sozialisieren« – unsere symbiotische Beziehung beenden, die uns auf Dauer beiden nicht guttat.

Beim Gedanken an den örtlichen Hauskindergarten mit den vielen Rotznasen-Keimen, die ich dort förmlich auf den Tischen krabbeln sah, lief es mir eiskalt den Rücken hinunter. Also blieb nur der Wald. Die Erzieher der Waldgruppe, zwei junge Männer, kannten Jens und waren bereit, das Wagnis einzugehen, sobald der Wetterfrosch das Thermometer konstant über fünfzehn Grad halten konnte. Ihnen war klar, dass Jens den Weg, den die Gruppe täglich zurücklegte, nicht würde laufen können. Er sollte im Bollerwagen gezogen werden.

Da Jens von Amts wegen behindert war – für seinen Behindertengrad hatte ich schließlich lange genug gekämpft –, brauchte die Gruppe eine zusätzliche Betreuungskraft. Wie hätte es anders sein können, das Sozialamt legte ein Veto ein: Ein so krankes Kind könne man unmöglich in den Wald schicken! Bevor man überhaupt weiterdiskutieren wolle, fordere man eine Unbedenklichkeitserklärung vom Gesundheitsamt. Ein Arbeitskreis wurde einberufen: die Amtsärztin, die Kindergartenleitung, zwei Delegierte des Sozialamts, die Erzieher, die Mutter.

»Ich verstehe Ihre Einwände nicht. Der Wald ist das Beste, was diesem Kind passieren kann. Die frische Luft, die Bewegung, die überschaubare Gruppe. Auch die Einsatzbereitschaft der Erzieher ist absolut bewundernswert! Sie dürfen ihm das nicht verwehren!« Ich traute meinen Ohren nicht. Am liebsten wäre ich der Amtsärztin um den Hals gefallen.

Im April 2001 wurde Jens Waldkindergarten-Kind. Mit Notfallhandy, Erste-Hilfe-Tasche und einer Lastenträgerin für die Rückentrage, weil er sich standhaft weigerte, sich im wackligen Bollerwagen durch die Gegend karren zu lassen. Die ersten Wochen lief ich die Touren mit, um den Erziehern zur Seite zu stehen und ein Gefühl dafür zu bekommen, wie ich Jens anziehen musste. Es machte einen großen Unterschied, ob ein Kind vier Stunden lang tobte und sich bewegte oder die meiste Zeit auf dem Boden saß. Wenn Jens einen Todfeind hatte, dann hieß er Kälte.

Jens lebte sich gut ein in der kleinen Truppe. Es stellte sich schnell heraus, dass er ein Meister der Anpassung war und die Puppenküchensprache ebenso beherrschte wie das Ritter- und Großbaustellenlexikon. Ein Lebenskünstler auf allen Ebenen, der von Jungen und Mädchen gleichermaßen ins Spiel integriert wurde, zumindest solange man im Sitzen spielte. Wurde ihm das Spiel der Jungen zu wild, kochte er mit den Mädchen Schlammsuppen mit Schneckenhauseinlage, hielt seine Schwätzchen und vermisste mich keinen Augenblick lang.

DER TOLLE TYP

Man soll gehen, wenn es am schönsten ist. Mit Jens' Eintritt in den Kindergarten neigten sich die Gnadenjahre, die der englische Chirurg ihm gegeben hatte, dem Ende zu. Die nächste Operation musste geplant werden.

Der weißhaarige Professor hatte uns einmal erzählt, dass es in England und den USA üblich war, ausländische Kinder in Privatkliniken zu operieren, in denen die Eltern in einem kleinen Appartment direkt neben dem Krankenzimmer wohnen konnten. Leider sollte diese Regelung nicht mehr für uns gelten, denn in England hatten sich Eltern kranker Kinder darüber beschwert, dass sie monatelang auf einen OP-Termin warten mussten, während die Chirurgen ihr Taschengeld mit ausländischen Kindern aufbesserten, die sie kurzfristig nach Dienstschluss in Privatkliniken operierten. Die Eltern bekamen recht, so dass auch Dr. Clarks ausländische Patienten sich ab sofort mit allen anderen britischen Kindern in die Warteliste des staatlichen Birmingham Children's Hospital einzureihen hatten.

»Vor Jens warten noch mehr als hundert Patienten, zuzüglich derer, die erfahrungsgemäß als Notfälle eintreffen. Außerdem plant Dr. Clark seinen Sommerurlaub. Jens ist frühestens im September dran. Ich melde mich bei Ihnen.« Britische Sekretärinnen können sehr kurz angebunden sein.

Sie meldete sich nicht. Ich rief sie an, im Zwei-Wochen-

Takt. Nichts bewegte sich. Ende August und immer noch kein OP-Termin! Ich wusste genau, dass Jens' Lunge spätestens im Oktober wieder zu brodeln anfangen und er trotz Waldkindergarten im Winter ständig krank sein würde. Eine Operation in der kalten Jahreszeit wäre viel zu riskant! Außerdem musste Jens' Herzschrittmacher allerspätestens Ende des Jahres ausgetauscht werden. Wenn nicht in England, dann in Deutschland. Ich saß auf heißen Kohlen und bat den weißhaarigen Professor ein letztes Mal um Hilfe. Er gab mir ohne Umschweife zu verstehen, dass England mein Ding sei und er sich nicht veranlasst sehe, mit Dr. Clark Kontakt aufzunehmen.

Auf mein erneutes Drängen schickte mir Dr. Clarks Sekretärin ein Fax:

Können Sie sich vorstellen, dass Dr. Clark über hundert Kassenpatienten und zwanzig Privatpatienten auf seiner Liste hat, die er alle noch begutachten muss? Vielleicht behalten Sie das im Hinterkopf. Ich habe nicht gesagt, dass Dr. Clark Jens nicht behandeln wird, das haben Sie gesagt. Ich sagte, dass ich sicher bin, dass Dr. Clark Jens operieren wird, dass er Jens' Daten aber noch nicht angeschaut hat, obwohl ich ihm immer wieder damit hinterherlaufe und das auch weiterhin tun werde.

Danach hörte ich nichts mehr von ihr. Britische Sekretärinnen können sehr deutlich werden.

Zum Donnerwetter! Nun hatten wir die Krankenkasse so weit bekommen, dass sie die Kosten für eine Auslandsoperation übernehmen wollte, und bekamen keinen Termin! Es war zum Schreien. Kees zeigte sich zunehmend ungeduldig: »Das geht doch nicht! Wir hatten doch eine Vereinbarung mit England. Du musst was unternehmen!

Du musst da noch mal anrufen!« – »Ich rufe seit Monaten dort an! Seine Sekretärin nimmt nicht mal mehr den Hörer ab, wenn sie meine Nummer auf dem Display sieht! Was soll ich denn noch machen? Soll ich Dr. Clark die Tür einrennen?«

Streit Nummer 721. Kees machte mich fuchsteufelswild mit seinen Kommentaren, die er mir meist zwischen Tür und Angel entgegenwarf. Ich kannte ihn. Er forderte Menschen gerne heraus, um sie zu Höchstleistungen anzutreiben. In seinem Office mochte das funktionieren. Aber ich war verdammt noch mal nicht seine Angestellte, ich war seine Ehefrau! Er durfte mich nicht behandeln wie eine Idiotin, die nichts zuwege bekommt! Wieso konnte er nicht endlich begreifen, dass sich die Mediziner-Welt anders dreht als die Konsumgüter-Branche und seine Manager-Gesetze von Nachfrage und Angebot bei Dr. Clark fehl am Platz waren? Schließlich hatte dieser Mensch nur zwei Hände, und selbst wenn er bestechlich gewesen wäre, womit hätten wir ihn bestechen können? Waren wir mit England in eine Sackgasse gerannt? Kein Mensch hier schickte sein Kind nach England! Wen sollte ich denn um Hilfe bitten?

Ich gebe es nicht gerne zu, aber es war Kees' kurz angebundene Hartnäckigkeit, dieses »Da geht noch was! Sieh zu, dass du's herausholst!«, der latente Druck, unter den er mich seit jeher gesetzt hatte, wenn er etwas von mir wollte, der meinen Adrenalinspiegel ansteigen und mich noch einmal alle Reserven mobilisieren ließ.

*

»Versuchen Sie's doch mal bei meinem alten Chef. Der leitet auch ein deutsches Kinderherzzentrum. Er ist ein toller Typ!« Der Ratschlag von Jens' Kinderarzt war gut gemeint, aber ich verzog den Mund:

»Ja, ja, alle alten Chefs sind die besten, genau wie alle Herzzentren, in die man mehr oder weniger zufällig überwiesen wird.« Ich wollte keine neue deutsche Klinik, die sich in das Schicksal von Jens einmischte. »Aber er hat viele Kontakte ins Ausland. Ich bin mir sicher, dass er und Dr. Clark sich öfters über den Weg laufen.« Wenn das so war: Warum nicht? Unser Verhältnis zu dem weißhaarigen Professor war sowieso zerrüttet, Skrupel also überflüssig.

Im Internet fand ich ein Foto und eine E-Mail-Adresse von diesem tollen Typen. Er sah sympathisch aus. Irgendwie lustig. Man konnte es wagen, ihm eine E-Mail zu schreiben. Auch wenn es nichts nützen würde, schaden konnte es ja nicht. Das war Anfang September. Er antwortete mir nie.

Gleichzeitig schickte ich ein letztes, verzweifeltes Fax an Dr. Clark. Wenige Tage später teilte mir seine Sekretärin einen Operationstermin für den 22. Oktober mit. Was oder wer letztendlich dafür verantwortlich war, habe ich bis heute nicht herausfinden können.

FLAMMEN ÜBER NEW YORK

11. September 2001. Vor zwei Jahren wurde Julius geboren. Ulrike und Joachim geht es sicher nicht gut heute. Ich werde sie später noch anrufen.

Jodie und Pauline verbringen den Nachmittag bei einer Freundin. Ich bin mit Jens zu Hause und bereite sein Inhaliergerät vor. Zum Inhalieren setzen wir uns immer aufs Sofa und schauen ein Petzi-Video an. Jens kennt alle seine Petzi-Videos auswendig und lacht sich über jede Pointe im Voraus schief. Es ist vier Uhr nachmittags. Ich schalte den Fernseher ein und will das Video einlegen. Da sehe ich ein brennendes Hochhaus. Ich sehe das Hochhaus einstürzen. Der Kommentator sagt mir, es sei das World Trade Center. Ein Terroranschlag.

Ich kann nicht glauben, was ich sehe. Für einen Moment denke ich, es ist Science Fiction. Es ist aber keine Science-Fiction. Es *ist* das World Trade Center!

Ich war im World Trade Center, vor ein paar Jahren. Stand mit Kees auf dem Dach und blickte über New York City. Unser Honeymoon. Es gibt ein Foto von uns auf diesem Dach.

Ich sehe Rauch, ich sehe schwarze Trümmer zu Boden stürzen.

Der Mann meiner amerikanischen Freundin hat sein Büro in Downtown Manhattan. Wo? Im World Trade Center? Mit zittrigen Fingern wähle ich die Nummer der Freundin.

Nein, *heute* war er nicht dort. Es geht ihnen gut. Sie sind fassungslos.

Gegen halb sechs hole ich meine Töchter ab. Ich bin wie vor den Kopf gestoßen. Zur anderen Mutter sage ich: »Das World Trade Center ist gerade in die Luft geflogen!«

*

Einige Monate später entdecke ich auf unserem Friedhof einen Grabstein. Er hat die Gestalt des World Trade Centers. Der Grabstein erinnert an einen jungen Familienvater. Er starb mit 42 Jahren. Sein Leichnam wurde nie geborgen.

HELLO ENGLAND

Mitte Oktober 2001 packte Jens seinen Koffer für England. Nur das Allerwichtigste: Pixie-Bücher, Märchenkassetten, Kuscheltiere, Spielzeugautos.

»Ich fliege nach England!«

Jens war so stolz. Im Kindergarten diskutierte er sein Vorhaben ausführlich. So, wie er alles ausführlich zu diskutieren pflegte. Bei mir hielt sich die frohe Erwartung in Grenzen. Um nicht zu sagen, ich hatte Schiss. Immerhin hatte das, was jetzt wiederholt werden sollte, Jens gute zwei Jahre zuvor beinahe das Leben gekostet. Auch bei den Erziehern bemerkte ich den Kloß im Hals, als Jens sich von ihnen verabschiedete. Würden sie ihn wiedersehen?

Kees und ich standen dieser Operation sehr zwiespältig gegenüber. In den vergangenen Monaten hatten wir zum ersten Mal das Gefühl gehabt, dass Jens sich in eine positive Richtung entwickelt hatte. Natürlich, er war ein krankes Kind, das war offensichtlich. Aber er hatte so viel Spaß am Leben! Er war ein fröhliches Kindergartenkind und mächtig stolz auf die Fortschritte, die er tagtäglich machte. Jens wusste genau, dass er nicht »normal« war und dass andere Kinder viel mehr konnten als er. Trotzdem beklagte er sich nie. Obwohl er noch so klein war, hatte er es verstanden, für sich eine Nische zu kreieren, in der er geliebt und respektiert wurde. Er fühlte sich wohl. Und uns brach es das Herz, ihn dort herauszureißen, wo wir ihm doch keineswegs versprechen konnten, dass es ihm nach England genauso gut gehen würde wie vorher. Wenn es ihm überhaupt gehen würde! Es war gut, dass Jodie und Pauline noch zu klein waren, um Fragen zu stellen, die uns in Bedrängnis gebracht hätten. Wir hätten ihnen sagen müssen, dass wir nicht wissen, ob das, was wir tun, Jens schadet oder nutzt. Es gab einfach keinen anderen Weg.

*

Mit rot-blau kariertem Hemd und grauer Hose, eine rote Harry-Potter-Brille auf der Nase und einen grünen Disney-Koffer in der Hand bestieg Jens mit uns die Boeing nach Birmingham.

Alles war bestens organisiert. Eine Patientenorganisation, die sich um die logistischen Aspekte von Auslandsoperationen für herzkranke Kinder kümmerte, hatte einen Chauffeur an den englischen Flughafen geschickt, der uns zum Birmingham Children's Hospital brachte. Jens war beeindruckt von dem riesigen roten Backsteingebäude mit den vielen Türmchen und Erkern, das mehr Ähnlichkeit mit einem Schloss hatte als mit einem Krankenhaus. Die Managerin von Ward 12, der Herzkinderstation, nahm uns am Haupteingang in Empfang. Das Schloss war das städtische Kinderkrankenhaus, Behandlungsstätte für ungefähr ein Viertel aller britischen Kinder mit komplexen Herzfehlern.

Das Motto in Birmingham war »Get them out of here« – schickt sie so schnell wie möglich wieder nach Hause. Es ging zu wie auf einem Umschlagbahnhof. Erster Tag Ankunft, zweiter Tag OP, eine Nacht Intensivstation, ein paar Tage Ward 12, egal wie elend man daniederlag, nach spätestens einer Woche musste man das Feld räumen. Nur »stormy cases« wie Jens durften länger bleiben.

Jens war etwas verwirrt von dem Trubel auf Ward 12 und der Tatsache, dass ihn dort niemand verstand. Die »Head Nurse« teilte ihm eines der vielen Gitterbetten in einem riesengroßen Saal zu und ordnete ohne großes Fackeln das übliche Prozedere an: wiegen, messen, Lunge abhören, Blutdruck messen, Weg legen – Versuch Nr. 1, Versuch Nr. 2, Versuch Nr. 3, getroffen! –, EKG, Ultraschall. Jens hatte sich zwischenzeitlich damit abgefunden, dass er dergleichen alle paar Wochen über sich ergehen lassen musste und jammerte nur noch bei den Stechversuchen herum. Danach schnappte er sich das knallgrüne Tretauto, das er gleich zu Anfang auf Ward 12 entdeckt hatte, und fuhr mit viel Juhu zwischen den Gitterbetten hin und her.

Am zweiten Tag zog man Jens den OP-Kittel an, band ihm und seinen Kuscheltieren »name tags« – Plastikarmbänder mit Namen und einstweiliger Adresse – um Handgelenk und Pfoten und karrte sein Bett den Gang entlang in Richtung Chirurgie.

*

Jens ist fast vier. Weiß er, was gleich mit ihm passieren wird? Erinnert er sich an das letzte, das vorletze Mal? An das Niemandsland, in dem er sich tagelang befand, diesen wüstengleichen Landstrich zwischen Leben und Tod? Oder hat er alles vergessen und spürt nur die Angst, die mir immer noch im Nacken sitzt?

Ich sehe mich vor jener schweren Eisentür stehen. Gleich wird eine Krankenschwester kommen und Jens entgegennehmen. Jens wird mich entsetzt anschauen, wird weinen, nicht verstehen. Wie soll ich weiterleben mit dem Wissen, dass der womöglich letzte Blick meines Kindes von Angst erfüllt war? Doch wir müssen diesen Weg noch einmal gehen. Wieder werde ich stehen bleiben und mein Kind ins Ungewisse schicken. Wieder, und immer wieder.

Ich darf Jens meine Angst nicht spüren lassen. Muss so tun, als wäre seine Operation das Normalste der Welt. Das Normalste der Welt, stundenlang an der Herz-Lungen-Maschine zu liegen, der Körper auf 18 Grad Celsius gekühlt, maschinell durchblutet und beatmet. Ein Herz, das stillsteht. Und wenn es nie wieder anfängt zu schlagen?

Während ich mit den Schwestern den Gang entlanglaufe, mache ich Witze und lache mit Jens. Ich kann den Gedanken nicht ertragen, dass er sich fürchtet in den vielleicht letzten Minuten, die wir gemeinsam erleben. Durch die geöffnete OP-Tür sehe ich einen Tisch, eine OP-Lampe und mehrere grün vermummte Gestalten.

»Bist du noch da?«

Jens versucht sich aufzusetzen, wird misstrauisch. Er lässt sich nicht mehr einlullen von rosa Zaubersäften. Ich fühle einen schmerzhaften Druck auf meinem Kehlkopf, so als weigerten sich die Worte, durch meinen Mund zu dringen. Stattdessen laufen mir Tränen übers Gesicht. Ich versuche, Jens zuzulächeln. Gleich werde ich ihm sagen müssen, was ich ihm immer sage, wenn er in Narkose gelegt wird für eine OP oder eine der unzähligen Herzkatheteruntersuchungen: »Ich bin bei dir, wenn du aufwachst!«

Dann wird die OP-Tür hinter Jens ins Schloss fallen und ich werde heulend ins Freie laufen.

*

»Good morning, come on in.« Dr. Clark schaut in meine Richtung. Gilt dieser Zuruf wirklich mir? »Sie können bei ihm bleiben, bis er schläft, dann ist er ruhiger.«

Ich fasse es nicht.

»Setzen Sie sich hier hin und nehmen Sie ihn auf den Schoß.« Ein Blick zu Jens: »How are you doing today, young man?«

Ich darf Jens festhalten. Wie unendlich gut das tut!

Mir läuft die Nase und die Tränen laufen übers Gesicht; wie immer habe ich kein Taschentuch dabei. Dr. Clark will mich aufheitern. Ich versuche, mich so gut es geht zu beherrschen.

»Wir geben ihm jetzt was, damit er richtig schläft, dann legen wir ihn auf den OP-Tisch.« Der Anästhesist spritzt eine durchsichtige Flüssigkeit in den Zugang an Jens' Handgelenk. »Er ist so weit.«

Ich gebe Jens aus den Händen. Meine Nerven liegen blank. Ich kann nicht mehr; heule hemmungslos. Ich will hier raus.

»Don't worry, he will be fine«, ruft Dr. Clark mir hinterher.

*

Als Kees und ich auf die Intensivstation gerufen wurden, war es spätabends. Die Station hatte nichts von der Heimeligkeit, wie ich sie in Deutschland erlebt hatte. Ein riesiger Saal mit vielleicht zwanzig »Stellplätzen«, die Betten Reihe für Reihe symmetrisch angeordnet. Wie Terminals in einer Fabrik. Gespenstisch still war es hier, bis auf das vertraute Tüt, Tüt, Tüt der Monitoren und das Gurgeln der Beatmungsgeräte. Wir befanden uns im Reich der Technik. Jedem Terminal war eine Intensivschwester in hellblauem Anzug und Häubchen zugeordnet, die von ihrem Stehpult am Fußende des Bettes aus Buch führte über jede Zuckung ihres Patienten. Im 15-Minuten-Takt nestelte sie an den unzähligen Schläuchen, die ins Bett hinein- und aus ihm herausführten. Ab und zu zog sie ein Stück Schokolade aus der Hosentasche oder rief eine Kollegin ans Terminal, wenn sie aufs Klo musste. Ein Mann im weißen Kittel machte kontinuierlich die Runde von einem Stellplatz zum nächsten und warf einen Blick ins Logbuch. Es wurde fast nicht gesprochen.

Wir verbrachten die ganze Nacht bei Jens. Nach der Herz-Lungen-Maschine war er wieder zu diesem drallen Wasserball angeschwollen, auf das Doppelte seines eigentlichen Gewichts. Im Innern seines reglosen Körpers herrschte jetzt das absolute Chaos; eine Organ-Menagerie, die auf Hochtouren laufen musste, um zügig zu einer Balance zurückzufinden – oder zu kapitulieren.

Wir waren die einzigen Eltern auf der Station. Die Schwester empfand unsere Anwesenheit als angenehm und wurde in dem Maße gesprächiger, wie sie Jens' Urinbeutel sich füllen und seine Augenlieder abschwellen sah. »Wissen Sie, es kann ganz schön trist sein hier. Ich kriege meine Patienten nie im Wachzustand zu sehen. Meistens bleiben sie nur eine Nacht.«

Während Kees und ich auf unseren Hockern saßen und abwechselnd Jens' Hand hielten, redeten wir mit der »ICU Nurse« über Gott und die Welt, über ihren Job, über Jens' Geschichte, über Pubs und Restaurants in Birmingham und den guten Inder um die Ecke, bei dem man seinen Wein selber mitbringen musste, weil er keine Lizenz zum Alkoholausschank hatte. Wir redeten und wachten, bis erstes fahles Morgenlicht durch die milchigen Fenster in den Saal drang.

»Time for breakfast!«, meinte die Schwester wenig später und hielt uns ihre Wassermelonen-Erdbeer-Schale unter die Nase: »Nach so einer Nacht brauchen Sie sicher ein paar Vitamine! Ich hole uns einen Kaffee aus dem Automaten.«

Eine Intensivstation ermöglicht intensive zwischenmenschliche Begegnungen.

*

Gegen 11 Uhr – der Intensivarzt hatte uns geraten, uns eine Pause zu gönnen, während er Jens' Beatmungsschlauch entfernen und seine Rückverlegung auf Ward 12 veranlassen wollte – erklärte uns Dr. Clark, dass das größte Problem bei mehrfach operierten Kindern die vielen Verwachsungen und Vernarbungen seien, die sich nach jeder erneuten OP ums Herz bildeten. »Die meiste Zeit verbringen wir Chirurgen damit, überhaupt erst dorthin zu gelangen, wo wir operieren wollen.« Außerdem sei bei Rekonstruktions-Operationen, wie sie bei halben Herzen nötig waren, nicht absehbar, wie effektiv sie hinterher funktionieren würden. »Das ist, als ob Sie Wasser den Berg hochbekommen wollen, ohne dafür eine Pumpe zur Verfügung zu haben.«

In jedem Fall müsse Jens' halbes Herz bei seiner anspruchsvollen Aufgabe, den Blutkreislauf in Gang zu halten, ab sofort mit allen zur Verfügung stehenden Mitteln unterstützt werden: seinem neuen Herzschrittmacher, Medikamenten zur Unterstützung des Herzschrittmachers, Medikamenten zur Entwässerung, Blutverdünnung, Stärkung des Herzmuskels und Verringerung des Widerstands, gegen den das Herz anpumpen musste. Alles in allem die ganze Palette dessen, was 70-jährige Infarktpatienten nehmen müssen, um sich einigermaßen gut über die letzten zehn Jahre ihres Lebens zu retten. Tatsächlich *waren* es die gleichen Medikamente, nur dass ihre Wirkung bei Kindern nie im großen Stil getestet worden war.

»Jens wird erst mal ziemlich blau aussehen«, warnte uns Dr. Clark. »Durch die Operation wird zwar das Herz entlastet, aber die Lunge bekommt jetzt weniger Blut als vorher. Sobald Jens' Herz sich erholt hat, nehmen wir die letzte Operation in Angriff. Nächstes Jahr um die gleiche Zeit – und dann wird Ihr Sohn hoffentlich so herumspringen wie unser kleiner Freund hier, der das alles schon hinter sich hat!« Dabei lächelte Dr. Clark einem fünfjährigen deutschen Jungen zu, der mit dem grünen Tretauto durch die Gänge flitzte und dessen Mutter man einst gesagt hatte, ihr Neugeborenes sei inoperabel und sie solle es zum Sterben mit nach Hause nehmen.

Er war wirklich sehr nett, dieser Dr. Clark. Und optimistisch. Das gefiel mir. Vorerst war an Herumspringen zwar nicht zu denken, doch die Tatsache, dass Jens die Intensivstation so schnell hatte verlassen dürfen, bestärkte in Kees und mir die Hoffnung, dass seine Genesung zügig vonstatten gehen würde.

*

Ward 12 war ein Saal mit unzähligen Betten und ebenso vielen Fernsehgeräten, die rund um die Uhr flimmerten. Allabendlich schlugen Mütter oder Väter ihre Feldbetten neben ihren Kindern auf. Elterngepäck – Bademantel, Pantoffeln, Coke, Chips, Dosenbier – wurde notdürftig unter den Betten verstaut. Im ersten Morgengrauen schlurften diejenigen, die das Bedürfnis hatten, nacheinander in die einzige Dusche auf Ward 12. »Privacy« erhielt man durch einen Vorhang, den man wie im Feldlazarett rund ums Krankenlager zuziehen konnte. Es herrschten strenge Regeln darüber, wann der Vorhang um das Bett zugezogen werden musste und wann nicht. Mich wies man gleich am ersten Tag »very politely« darauf hin, dass es sich nicht gehörte, einem Kind in aller Öffentlichkeit und noch dazu ohne »gloves« – Plastikhandschuhe – die Windeln zu wechseln.

Als weit gereiste Eltern eines »Langliegers« hatten Kees und ich glücklicherweise Anspruch auf ein Zimmer im Edward House, einem Charity-Elternhotel, das ein paar Straßen von der Kinderklink entfernt lag. Dort gab es kuschelige Plüsch-Badezimmer und bestens ausgestattete Küchen auf allen Etagen sowie überdimensionierte Kühlschränke, die jeden Abend mit den abgelaufenen Lebensmitteln der städtischen Supermärkte bestückt wurden. Dazu eine Tea-Lounge mit Getränkebar und den neuesten Ausgaben der englischen Klatschzeitschriften.

Weil es britischen Eltern per Gesetz jederzeit möglich sein muss, bei ihrem kranken Kind zu sein, gab es auf Ward 12 kein Geschwisterkinder-Verbot wie in Deutschland. Gesunde Zweijährige bekamen Bauklötze in die Hand gedrückt und wurden auf den Boden gesetzt. Im Laufe des Tages gesellte sich der Rest der Familie dazu: Papas, Omas, Opas, Tanten und Onkel aller Herren Länder in geselliger Runde, die auf einem großen, runden Tisch in der Mitte des Saales ihre Landesspeisen auspackten und die Betten der kleinen Patienten in zunehmend bunte Geschenkelager verwandelten. Wer rumjammerte, wurde angehalten, den Mund zu halten. Für Kinder ohne elterliche Ansprache gab es zwei flippige »Play Specialists«, die am runden Tisch Plätzchen ausstachen, Fingerfarben malten, im Ton matschten und auch mal eine Party schmissen. Oktober war Halloween; Jens ging als Kürbis, mit Sauerstoffmaske und Drainage-Schläuchen.

Zweimal täglich versammelte sich ein Ärzte- und Schwesternpulk mitten im Saal, um jeden »Fall« im Detail zu besprechen und sich in freundschaftlichem Ton über alle Betten hinweg mit den Eltern zu unterhalten. Ich bin mir nicht sicher, ob es im Englischen ein Wort für Arztgeheimnis gibt. Kurz, Ward 12 war gewöhnungsbedürftig, zuweilen sehr anstrengend, aber bestimmt nicht langweilig.

Die »Nurses« von Ward 12 waren straff organisiert, erstaunlich autonom und sehr effizient. Sie kamen meist im sterilen Zweier-Team, mit Plastikhandschuhen, Wegwerfschürzen und einer eindeutig festgelegten Reihenfolge ihrer Handgriffe. Vollautomatisiert sozusagen – bei nur einer Woche Liegezeit durfte man nicht zu lange überlegen. Maximal zwei Kinder pro »Nurse« und bitte keine emotionale Bindung zu den Patienten! Zumindest tagsüber. Wurde ich nachts aus dem Edward House geklingelt, weil Jens sich nicht beruhigen wollte, war mein Platz unter seiner Bettdecke meist schon belegt. Ohne Plastikhandschuhe und Wegwerfschürze. Einfach rührend.

Abgesehen von diesen Ausnahmen nächtlicher schwesterlicher Zuneigung wurde von den Eltern auf Ward 12 voller Einsatz erwartet bei allem, was nichts mit blutigen Manipulationen am Körper zu tun hatte. Nach wenigen Tagen war klar: Forget Edward House, mein Platz war das Feldbett.

In der ersten postoperativen Phase schlug sich Jens wacker, so dass Kees nach fünf Tagen einigermaßen beruhigt die Heimreise antrat. Danach manifestierte sich das, was Dr. Clark als »a few problems« bezeichnete und zu einem »somewhat delayed stay in the hospital« führte:

Lungenentzündung, Herzrasen und eine Thrombose im Stumpf der Lungenschlagader.

Als nachtaktiver Mensch legte Jens seine Katastrophen immer auf nach 23 Uhr, wenn auf Ward 12 Ruhe eingekehrt, die Lazarettvorhänge zugezogen und aus ihrem Inneren nur noch sonores Schnarchen und die letzten Fitzel der BBC-News zu hören waren. Auch der Ärzte- und Schwesternstab war dann nur noch notdürftig besetzt. So bekam ich Gelegenheit, ein paar Nächte mit einer verschleierten Dame aus dem Iran, einem Herrn aus Afrika und einem aus Irland zu verbringen, von denen ich viel Interessantes über ihre Heimat erfuhr, während sie dafür sorgten, dass mein geliebter Sohn das nächste Morgengrauen noch erleben durfte.

Da Jens inzwischen gut kommunizieren und seinem Schmerz deutlicher Ausdruck verleihen konnte, realisierte ich erst, was eine Herzoperation wirklich bedeutete. Es sagt sich so leicht dahin: »Wenn ich doch mit dir tauschen und dir deine Schmerzen nehmen könnte!« Nein, ich hätte nicht mit ihm tauschen wollen, in England nicht und überhaupt nie. Jens war tapferer und schmerzresistenter, als ich es jemals gewesen bin. Sein Brustkorb war zum dritten Mal in drei Jahren von oben bis unten aufgesägt und alles Darunterliegende durchwühlt worden. Sein Zwerchfell, das sich eigentlich wie ein geschmeidiges Gummiband den Bewegungen der Lunge anzupassen hatte, wölbte sich steif und unnachgiebig nach oben, bereitete Jens Atemnot und hinderte ihn am Abhusten des zähen Schleims. Der Herzschrittmacher, der unterhalb von Jens' Herz implantiert war und die Größe einer Streichholzschachtel hatte – was bei so einem kleinen Jungen eine ganze Menge ist – drückte auf den Magen. Möchte irgendjemand tauschen? Meine Aufgabe in Birmingham bestand hauptsächlich darin, Jens rund um die Uhr gut zuzureden und ihm die Sauerstoffmaske aufs Gesicht zu drücken – und bereits diese vergleichsweise banalen Aufgaben brachten mich an den Rand meiner Kräfte. Wie viel Kraft musste dieses Kind erst haben?

Kleine Kinder sind wunderbar, denn sie stellen keine Fragen: Warum liege ich hier? Was wird aus mir? Warum tut mir alles weh? Sie leiden laut, wenn sie Schmerzen haben, und lachen, wenn es ihnen besser geht. Das macht es uns Erwachsenen leichter, ihre Situation zu ertragen. Wie sehr Jens seine Krankheit belastete und wie viel Kraft er für seine Genesung aufbringen musste, war nur an einem Tick zu erkennen, den er in England entwickelte und fortan in ähnlichen Situationen immer wieder an den Tag legte: Er biss sich seine Unterlippe wund, bis sie blutete.

*

Nach drei Wochen beschlossen Jens und ich, dass wir genug von gebackenen Bohnen, Fishfingers und Mikrowellenkost hatten, und verabschiedeten uns mit »see you next year« von den »Nurses«, nicht ohne ihnen versprochen zu haben, dass wir ein paar kindgerechte Wörterbücher schicken würden, um ihnen die Verständigung mit den »little german patients« leichter zu machen.

Jens' grüner Spielzeugkoffer war um ein paar Erfahrungen und ein signiertes Bielefelder Fußballtrikot reicher geworden, welches ihm der kleine deutsche Junge geschenkt hatte, der »das alles« schon hinter sich hatte. Das größte Geschenk, das ich mit nach Hause nehmen durfte, war ein lebendiger kleiner Junge, der bald seinen vierten Geburtstag feiern sollte.

SIEHST DU DIE EISENBAHN?

An einem unserer letzten Abende im Birmingham Children's Hospital stellte Dr. Clark eine im Grunde ganz einfache Frage: »An wen soll ich den Arztbrief schicken?« Der Arztbrief würde an die Klinik gehen, die Jens zukünftig in Deutschland betreuen würde. Manche Antworten werden im Bauch geboren, nicht im Kopf. Sie haben den Mund bereits verlassen, noch ehe sie ins Bewusstsein gedrungen sind. »Schicken Sie ihn an Professor Leon!«

Professor Leon, das war der »tolle Typ«, dem ich noch nie begegnet war und von dem ich nur vermuten konnte, dass er meine E-Mail gelesen hatte. Er war Leiter eines der vielen deutschen Kinderherzzentren, und sicher nicht des bekanntesten. Da die nächste und letzte Operation jedoch wieder in England stattfinden sollte, brauchten wir vor allen Dingen einen Arzt, der uns hierbei keine Steine in den Weg legen würde. Das Drumherum seiner Klinik war zweitrangig.

Als Jens von England nach Hause kam, waren wir schon wieder mitten in der schwierigen Jahreszeit. Wir erwarteten nicht, dass er kurzfristig von seinen veränderten Kreislaufverhältnissen profitieren würde. Dr. Clark hatte ja angekündigt, dass Jens' Blausucht eher zu- als abnehmen würde. Seine Sauerstoffsättigung betrug mittlerweile nur noch 75 Prozent. Vereinfacht könnte man sagen, die Luft zum Atmen war für ihn so dünn wie für Bergsteiger auf dem Gipfel des Mount Everest. Wir versuchten, ihn so schonend und gesund wie möglich ins neue Jahr zu bringen, und hofften auf den Frühling. Es war nicht zu leugnen: England hatte ihn ziemlich geschafft. Er brauchte Hilfe. Also machten wir uns auf den Weg zu unserem neuen Professor.

Es war gut, dass ich aus glaubwürdiger Quelle erfahren hatte, was für eine Koryphäe dieser Professor auf seinem Gebiet war. Ich weiß nicht, ob ich von selbst darauf gekommen wäre. Für mich hatte er mehr Ähnlichkeit mit einem Entertainer als mit einem Medizinprofessor. Ein Unorthodoxer, der sich in der Welt seiner kleinen Patienten wesentlich wohler zu fühlen schien als in der ihrer Eltern, die ihn ungeduldig werden ließen, weil sie immer alles so furchtbar kompliziert machten. Es lag etwas Kindliches in seinem Äußeren und er war ständig am Singen. Professor Leon wirkte begeisterungsfähig wie ein Fünfjähriger und maßlos enttäuscht, wenn Dinge wider Erwarten schiefgingen. Jemand, der sein Herz auf der Zunge trug, sich aber nie zu einer Aussage drängen ließ. Stattdessen fing er lieber wieder mit dem Singen an. Er schien so überzeugt von seiner Auffassung, dass man das Gefühl hatte, als höre er einem gar nicht richtig zu. Vielleicht hätte man ihn taktlos nennen können, zumindest wenn man ihn nicht näher kannte. Bei allem, was er tat, strahlte er jedoch diesen kindlichen Idealismus aus, der verhinderte, dass man ihm jemals wirklich böse sein konnte.

Jens liebte diesen Mann vom ersten Augenblick an. Die beiden sangen zusammen Weihnachtslieder, während der Professor den Ultraschall machte.

»Jens, schau mal, siehst du die Eisenbahn, die hier über den Bildschirm fährt. Husch, husch, husch, die Eisenbahn ...« – »Wo soll denn da eine Eisenbahn sein?« – »Na hier, guck doch!«

Im Flur fragte mich Jens: »Mama, meinst du, der Professor Leon lässt das nächste Mal wieder die Eisenbahn für mich fahren?«

Er ließ sie immer fahren.

AUGENLICHT

Obwohl an Jens selbst keine Verbesserung zu erkennen war, hatten Kees und ich nach England zum ersten Mal das Gefühl, einen Schritt vorwärtsgekommen zu sein. Endlich waren die Dinge so verlaufen, wie der weißhaarige Professor sie in einem unserer ersten Gespräche in Aussicht gestellt hatte. Endlich schien unsere Welt wieder planbar zu sein. Jetzt nur noch die letzte Operation in der Norwood-Trilogie überstehen und dann mindestens zehn Jahre Ruhe.

In unserem Übermut taten wir etwas, das wir seit unseren Flitterwochen nicht mehr getan hatten: Wir buchten unseren Sommerurlaub sechs Monate im Voraus, in der festen Überzeugung, dass uns nichts dazwischenkommen würde. Ein warmes Meer sollte es werden, ein richtiger Luxus-Campingurlaub in Italien mit flachem Sandstrand, Pinienhainen, ganz viel Eiscreme und Belustigungsprogramm à la Club Med. Unsere Zwillinge, inzwischen stolze Erstklässler, jubelten. Zu fünft im Zelt schlafen! Herrlich!

Kees, unser sparsamer Niederländer, tat sich immer etwas schwer mit den Kosten, die ein Urlaub mit drei Kindern verursachte – drei Kinder waren einfach nicht normgerecht und passten in kein Pauschalangebot –, aber auch seine Energiereserven waren aufgebraucht, und er brauchte dringend Sonne und Erholung. Vor geraumer Zeit war Kees vom internationalen ins Deutschlandgeschäft seiner Firma gewechselt, wo es tief greifende personelle Umstrukturierungen vorzunehmen, den Umsatz zu steigern und Arbeitsprozesse zu rationalisieren galt. Ein tougher Job. Die Reisen nach Barcelona und Shanghai waren vorbei. Seine Ziele hießen jetzt Leverkusen, Stuttgart oder Weil am Rhein, seine Geschäftssprache war nicht mehr Englisch, sondern Pfälzisch, Odenwälderisch oder Rheinländisch, was ihm enorm viel Konzentration abverlangte angesichts der Tatsache, dass selbst sein Hochdeutsch nicht ganz fehlerfrei war. Seit seiner beruflichen Veränderung bestand Kees darauf, dass zu Hause nur noch Holländisch gesprochen wurde. Überhaupt machte sich bei ihm eine zunehmende Sehnsucht bemerkbar nach allem, was mit seiner Heimat zu tun hatte, und gleichzeitig eine große Frustration darüber, dass sich mein Interesse an den Sitten und Gebräuchen seiner Landsleute in Grenzen hielt. Aber Kees' Sehnsucht war keine romantische Nostalgie, vielmehr eine grüblerische Unzufriedenheit, die mir an ihm zwar nicht fremd, die früher jedoch nie von langer Dauer gewesen war. Jetzt war das anders: »Warum haben wir nur noch deutsche Freunde? Warum schauen wir nur noch deutsches Fernsehen, hören nur deutsches Radio, essen nur noch deutsche Brötchen? Du hast alle Vorteile, der Verlierer bin ich. Und dir ist das scheißegal. Mein Sozialleben geht hier völlig vor die Hunde! Kannst du dir eigentlich vorstellen, wie das ist, seine Sprache nicht mehr sprechen zu können? Wenn ich nach Holland komme, mit meinen deutschen Nummernschildern, lachen mich die Leute aus. Einen deutschen Akzent hätte ich, sagen die!«

Kees hatte recht in allem, was er sagte. Aber ich konnte seinen Standpunkt nicht akzeptieren. Er verletzte mich. In der Situation mit Jens waren meine Sprache und meine Ausdrucksfähigkeit der wichtigste Rückhalt. Konnte oder wollte Kees nicht einsehen, dass ich nur deswegen noch nicht in der Klappsmühle gelandet war, weil ich vertraute deutsche Strukturen um mich herum vorfand? Immer öfter gab ich Kontra: »Meinst du, ich habe nichts Besseres zu tun, als mich um dein Sozialleben zu kümmern? Habe ich etwa mehr Sozialleben als du? Da steht das Telefon, ruf deine alten Freunde an!«

Kees und ich stritten erst, wenn die Kinder im Bett waren. Ein Außenstehender hätte vielleicht gar nicht bemerkt, dass das, was wir taten, streiten war. Wir warfen uns ein paar Unfreundlichkeiten an den Kopf, die Kees innerlich so zum Kochen brachten, dass er mich einfach sitzen ließ auf meinem Sofa und sich für den Rest des Abends mit einer Zigarre auf den Balkon stellte oder sich ohne »Gute Nacht« zu sagen schlafen legte. Für gewöhnlich blieb ich zurück mit einem Gefühl des »Nicht-geliebt-und-schon-gar-nicht-verstanden-Werdens« und heulte mir die Augen rot.

Ich wusste damals nicht, was der eigentliche Grund dafür war, dass Kees immer kälter und in sich gekehrter wurde. Dass er mir immer öfter vorwarf, zu viel Geld auszugeben, null Überblick über unsere Finanzen zu haben und mich einen Dreck darum zu scheren, was am Ende des Monats auf dem Bankkonto war: Ihn quälte die zermürbende Angst, durch unvorhersehbare Umstände in eine Schieflage zu geraten und nicht mehr für seine Familie sorgen zu können – die vier Personen, die, wie er meinte, zu hundert Prozent auf seine Arbeitskraft angewiesen waren und für die er allein die Verantwortung trug. Es war eine Angst, die Kees nie offen aussprach. Eine Verantwortung, die allzu schwer auf seinen Schultern lastete und die ein echter Mann tapfer und ohne Murren zu tragen hatte.

Keine Frage, es wurde höchste Zeit für etwas mehr Harmonie und Unbeschwertheit in unserer Ehe.

Zeit für eine Pause.

*

Juli 2002. Nur noch eine Woche bis zum Urlaub. Alle Kinder gesund, die Koffer gepackt, die Vorfreude groß; noch schnell ein paar überfällige Kontroll-Termine abarbeiten – Zahnarzt, Frauenarzt, Augenarzt –, rein in den Friseursalon, und ab geht's Richtung Süden.

»Nach oben gucken, nach unten, nach rechts, nach links, noch mal nach oben ... Ach du heiliger Bimbam, ich glaub's ja nicht. Ich muss das noch mal von vorne machen. Nach oben gucken, nach unten ... Scheiße. Ihre Netzhaut kommt runter.«

Ich schaute die Augenärztin verständnislos an. Seit meinem elften Lebensjahr ging ich zum Augenarzt, wurde jedes Jahr kurzsichtiger und hatte schon alle erdenklichen Brillenmoden durchlebt, angefangen mit einem schrecklichen Hornmodell, das man mir in der fünften Klasse verpasste, bis hin zur sündhaft teuren Designerbrille während meiner Zeit als Kundenberaterin. Von der Netzhaut hatte noch nie jemand gesprochen.

»Wenn man so kurzsichtig ist wie Sie, hat man einen unheimlich langen Augapfel, der die Netzhaut überdehnt. Wenn dann noch eine vererbte Bindegewebsschwäche dazukommt, macht es irgendwann ratsch. Haben Sie denn nichts gemerkt? Schwarze Punkte, Lichtblitze? Fliesenfugen, die plötzlich gezackt waren?« – »Nein, nichts. Ich wollte nur mal die Sehstärke kontrollieren lassen, bevor wir nächste Woche in Urlaub fahren.« – »Urlaub? Hören Sie: Sie können entweder in Urlaub fahren und blind nach

Hause kommen oder Sie legen sich umgehend unters Messer und hoffen, dass der Chirurg Sie noch flicken kann. Ihnen löst sich auf beiden Augen die Netzhaut ab, und wenn Sie dreimal kräftig hin und her hüpfen, sackt sie ab wie ein Schlüpfer ohne Gummizug. Dann ist es für immer vorbei mit dem Sehen. Die Netzhaut ist unersetzlich, wissen Sie. Ich rufe jetzt in der Uniklinik an und mache Ihnen für morgen einen Termin. Stellen Sie sich schon mal drauf ein, dass das eine langwierige Angelegenheit wird. Und jetzt nehmen Sie sich ein Taxi nach Hause und behandeln sich wie ein rohes Ei!«

Ich hatte keine Ahnung, was der Unterschied zwischen Netzhaut und Hornhaut ist, und mir war absolut schleierhaft, wie ich so kurzfristig meinen eigenen Krankenhausaufenthalt organisieren sollte. Mit einer Haushaltshilfe, selbst mit der Nanny, war es nicht getan. Jens musste täglich eine ganze Batterie an Medikamenten schlucken, inklusive einem Mittel zur Blutverdünnung, dessen Level im Blut jeden Tag neu zu bestimmen und die Dosis entsprechend anzupassen war. Für diese Prozedur gab es ein Gerät, das nur »Geschulte« bedienen durften. Sogar einen Eignungstest hatte ich absolvieren müssen, bevor man es mir mit nach Hause gab. Wo um Himmels willen sollte ich innerhalb von zwölf Stunden jemanden für Jens auftreiben?

Ich musste es bei meiner älteren Schwester Lisa versuchen. Sie hatte irgendwann einmal als Arzthelferin im Kurbetrieb gearbeitet. Da musste es doch Infarktpatienten gegeben haben, die dieses Mittel schluckten! Inzwischen hatte Lisa einen Vollzeitjob im Altenheim, kein Auto, vier Stunden Zugstrecke zu uns und einen Ruf als Spaßbremse bei meinen Töchtern. Aber sie hatte tatsächlich dieses Schulungszertifikat. Auch ein paar Überstunden, die sie abfeiern konnte. Und genug Geld für eine Zugfahrkarte. Sie wollte am nächsten Morgen zur Stelle sein und so lange bleiben, bis Kees übernehmen konnte.

⁕

Mein Augenlicht. Mein wichtigstes Kapital. Blind. Ich. Riesige Löcher in der Netzhaut. Die Operation könnte schiefgehen. Nicht mehr sehen. Blind. Wie fühlt sich ein Bildhauer, dem man die Hände wegnimmt? Ein Sänger, dem man die Stimme klaut, ein Stepptänzer, der seine Füße verliert? Eine Widerspruch-Verfasserin, die nicht mehr sieht, was sie tippt?

Erst am Abend, nachdem die Kinder im Bett waren, als ich mich aufs Sofa gesetzt hatte und auf meinen Mann wartete, drang die Botschaft der Augenärztin durch zu den relevanten Nervenzellen in meinem Gehirn.

Als Kees nach Hause kam, erklärte ich ihm, warum es keinen Urlaub in Italien geben würde. Er ließ mich auf dem Sofa sitzen und legte sich schlafen. Mit dem Gesicht zur Wand. Es war zu viel.

Ich war allein.

⁕

In den Wochen, die ich mit dick verklebten Augen auf der rechten Seite liegend in meinem Bett in der Uniklinik verbrachte, war es stockfinster um mich herum. Ich tastete nach meinem Essen, tastete nach dem Weg zum Klo, lief gegen Wände und Stühle, verlor die Orientierung und suchte vergeblich nach dem Klingelknopf. Eine Woche der völligen Finsternis.

In dieser Woche lernte ich zu hören. Ganz still auf meiner rechten Seite zu liegen, Bücher zu hören, Nuancen, Schwingungen wahrzunehmen, die ich sehend niemals bemerkt hätte. Ich verstand plötzlich, dass ich keine Angst mehr zu haben brauchte: Auch wenn ich einmal nicht mehr sehen konnte, würde ich immer noch hören können. Besser und reicher als je zuvor. Das Leben hätte mir etwas genommen, doch gleichzeitig hätte es mir etwas geschenkt.

Und noch etwas lernte ich in der Zeit, die ich in der Klinik verbrachte: Ich war nicht unersetzlich. Es ging auch ohne mich. Sogar für Jens.

IM FREIEN FALL

Bei unserem ersten Zusammentreffen hatte Professor Leon noch keine Prognose für Jens gewagt. Man müsse bald einen Herzkatheter machen und dann mit Dr. Clark Kontakt aufnehmen, um den Zeitpunkt für die nächste OP festzusetzen. – »Schicken Sie den Brief an Professor Leon!« Es war die einzig richtige Antwort gewesen. Warum, das konnte ich in England unmöglich ahnen.

*

Arztbrief vom 9. Januar 2002: *Bei Jens zeigt sich zur Zeit ein ausreichend stabiler Zustand. Wie bereits von Herrn Clark vorgeschlagen, sollte im Februar eine erneute Herzkatheter-Untersuchung erfolgen, die hoffentlich ausreichend gute Verhältnisse zur Durchführung einer Operation zeigen wird.*

Arztbrief vom 13. Februar 2002: *In Kontrolluntersuchung festgestelltes Vorhofflattern. Schrittmacherresistent. Externe Kardioversion. Beginn einer antikoagulativen Therapie. Herzkatheter-Untersuchung wegen ansteigender Entzündungsparameter verschoben.*

Jens' Herz hatte begonnen, unkontrolliert zu zucken. Dagegen war sein Schrittmacher machtlos. Man setzte

Jens das Bügeleisen auf die Brust und verabreichte seinem Herzen einen Elektroschock, um es wieder in den richtigen Takt zu zwingen. »Externe Kardioversion« klingt besser, ich weiß.

Arztbrief vom 15. April 2002: *Viereinhalbjähriger Junge. Gewicht 12 kg. Zentrale Zyanose, transkutane Sauerstoffsättigung 73%. Uhrglasnägel sowie angedeutet Trommelschlegelfinger (Knochenauswüchse an den Fingerenden aufgrund von Sauerstoffmangel). Die durchgeführte Herzkatheter-Untersuchung ergab eine sehr gute Funktion der Glenn-Anastomose. Zusammenfassend erscheint eine Komplettierung der Kreislauftrennung möglich. Die Befunde wurden Herrn Clark mitgeteilt.*

Arztbrief vom 7. Juli 2002: *Zwischenzeitlich war Jens nochmals wegen einer starken Lungenentzündung vorstellig geworden. Jetzt sei nach Angaben der Mutter der Zustand von Jens für seine Verhältnisse wieder normalisiert. Zufriedenstellender Allgemeinzustand. Erhebliche Zyanose. Bei Jens besteht eine für seine Verhältnisse gute Glenn-Funktion. Ich denke, dass eine Komplettierung der Kreislauftrennung im Herbst dieses Jahres indiziert ist. Ich werde mit Herrn Clark Kontakt aufnehmen und ihm nochmals die Unterlagen zukommen lassen.*

Arztbrief vom 9. September 2002: *Vierdreiviertel Jahre alter Junge in ausreichendem Allgemeinzustand und schmalem Ernährungszustand. Gewicht 12,2 kg. Transkutane Sauerstoffsättigung 73%. Zentrale Zyanose, marmorierte Extremitäten. Deutlicher Zwerchfellhoch-*

stand rechts. Aktuell erfolgt die Aufnahme, nachdem bei einer Routinekontrolle Vorhofflattern diagnostiziert wurde. Nach erfolgloser interner Kardioversion mit Schrittmacher, erfolgte eine externe Kardioversion mit 10 Joule. Wir empfehlen eine weitere Kontrolle in drei Wochen. Insgesamt muss das weitere Prozedere noch besprochen werden.

Arztbrief vom 23. Dezember 2002: *Netter, 5 Jahre alter Junge in deutlich reduziertem Allgemeinzustand entsprechend einem NYHA Stadium IV. Deutliche Zyanose. Transkutane Sauerstoffsättigung 70%. Kardiale Dystrophie. Gewicht 12 kg. Die Vorgeschichte darf ich als hinreichend bekannt voraussetzen. Laut Angabe der Mutter hat Jens eine schwierige Situation bei hochfieberhaftem Infekt hinter sich, er kann kaum noch stehen, die Zyanose ist ausgeprägt. Ein Termin bei Herrn Clark in England hat immer noch nicht stattgefunden. Eine gewisse Verzweiflung bei den Eltern ist bestehend. Deutlich erweiterte obere Hohlvene mit gewissem Stau in die Lebervenen. Globale Störung des linken Ventrikels. Der vordere rechtsventrikuläre Anteil funktionierte schon immer sehr schlecht, jetzt ist aber auch die linksventrikuläre Hinterwand mit einer schlechten Funktion auffallend. Die Therapie besteht aus Captopril, Lasix, Aldactone, Cordarex sowie einer Marcumarisierung. Nach meiner Einschätzung würde ich Jens eher eine Herztransplantation anbieten wollen als eine Kreislauftrennung. Letztere, wenn der Junge sie überleben sollte, würde sicherlich eine schlechte Funktion haben, so dass man ihn nach einer Transplantation zumindest, sollte diese gelingen, ein körperlich neues Leben ohne Schrittmacher usw. wünschen würde. Ich werde nochmals mit Herrn Clark Kontakt aufnehmen, würde jedoch eher eine Listung parallel favorisieren wollen.*

So dass man ihm nach einer Transplantation zumindest, sollte diese gelingen, ein körperlich neues Leben ohne Schrittmacher usw. wünschen würde.

Arztbrief vom Januar 2003: *Listung für ein Spenderherz bei Eurotransplant. Stadium IV der New York Health Asscociation-Klassifikation, Beschwerden (Erschöpfung, Rhythmusstörungen, Luftnot oder Angina Pectoris) bereits in Ruhe.*

*

Was habe ich in dem Moment gefühlt, als Professor Leon mir sagte, dass es zu spät sei für eine Kreislauftrennung? Für den Norwood 3, auf den wir fünf Jahre lang hingearbeitet hatten? War ich verwirrt? War ich wütend auf ihn? War ich schockiert? Ich weiß es nicht mehr. Ich war alles zusammen und gleichzeitig nichts von alledem.

Als Jens gerade geboren war, hatte man gesagt, eine sofortige Herztransplantation sei ethisch nicht vertretbar. Und jetzt? Fünf Jahre, vier Herzoperationen, ein Dutzend Herzkatheter-Untersuchungen, zwei Schrittmacher-Implantationen, zwei Kardioversionen, einen Schlaganfall, eine Zwerchfelllähmung, eine Hirnhautentzündung und unzählige Lungenentzündungen später? War sie jetzt ethisch vertretbar?

An diesem Vormittag, an dem die Eisenbahn für Jens wie üblich über den Bildschirm fuhr, nur etwas ächzender wegen der schweren Last, unter der sie nun zusammenzubrechen drohte, wurde aktenkundig, was wir all die Monate über geahnt, aber nicht offen auszusprechen gewagt hatten: Jens hätte eine weitere Operation in England nicht überlebt. Schon im Frühsommer hatten mir die Erzieher aus dem Kindergarten berichtet, dass Jens immer so müde sei, obwohl es doch seine gute Jahreszeit war. Dass die Wegstücke, die er selber laufen konnte, immer kürzer würden. Seine Lippen und Finger immer blauer, sein Atem immer schwerer. Dass er sich immer weniger konzentrieren und sich Dinge nicht mehr merken könne. Dass er zwar wie immer versuche, diese Unzulänglichkeiten durch seine kessen Sprüche wettzumachen, aber dass doch über kurz oder lang etwas passieren müsse.

In diesem Sommer rannte ich nicht wie im Jahr zuvor der Sekretärin von Dr. Clark die Tür ein, schrieb keine E-Mails, schickte keine Faxe. Ich überließ Professor Leon die Führung. Zwar fragte ich immer wieder nach: »Haben Sie schon etwas von Dr. Clark gehört?«, aber vielleicht nicht nachdrücklich genug. Vielleicht hatte ich auch einfach nicht mehr die Kraft zu intervenieren. Bei meinen Spaziergängen durch den Wald, alleine, dachte ich oft über den Text für Jens' Trauerkarte nach. Und darüber, wo wir Jens beerdigen und wie wir unseren Töchtern erklären würden, dass ihr Bruder in England gestorben war.

Ich wusste, was ich von meinem Mann zu erwarten hatte, wenn ich ihm die Botschaft von Professor Leon überbringen würde. Kees hatte die letzten Wochen über öfters nachgefragt: »Haben wir schon einen Termin? Hast du Dr. Clark schon angerufen? Warum meldet er sich nicht? Du musst dafür sorgen, dass wir in seinem Gedächtnis bleiben! Ich finde es nicht gut, dass du das alles diesem Professor Leon überlässt!« Es war offensichtlich, dass Kees und ich der Krankheit von Jens völlig unterschiedlich gegenüberstanden. Für meinen Mann gab es nur eine Richtung: vorwärts. Zusammen mit den Ärzten hatte man einen Plan aufgestellt, also hatte man sich daran zu halten. Für Kees hatte nie ein Zweifel daran bestanden, dass dieser Plan zum Erfolg führen würde. Der Kurs war festgelegt, man musste ihm nur folgen.

Nach der ersten Operation in Birmingham blieb Kees optimistisch; er machte sich keine Gedanken über das »Was-wäre-wenn«. Ich denke, so eine Einstellung hat ihre Berechtigung, denn sie verhindert, dass man zu viel Energie auf furchterregende Dinge verschwendet, die vielleicht nie eintreten. Kees hatte andere Sorgen. Er hatte ein teures Haus zu bezahlen und eine Familie zu ernähren, von der Jens ein Teil war. Aber eben nur *ein* Teil. Nein, er konnte sich keine negativen Gedanken leisten. Für mich dagegen war Jens, ohne dass ich das je geplant hatte, zu einem zentralen Lebensinhalt geworden. Es gab für mich nur zwei Möglichkeiten: ihn entweder anzunehmen und in ihm aufzugehen, oder ihn von mir zu weisen. Von Anfang an hatte ich mich für Ersteres entschieden. Aber dadurch hatte ich mich von Jens abhängig gemacht. Hätte ohne ihn mein Leben noch einen Sinn ergeben? Würde ich in ein tiefes schwarzes Loch fallen, wenn er nicht mehr da wäre? Und was würde dann aus meinen Töchtern werden? Mehr als einmal hatte Jens mir schon gezeigt, wie verdammt schmal der Grat zwischen Leben und Tod war. Von Anfang an sah ich mich gezwungen, mich mit dem Licht *und* dem Schatten auseinanderzusetzen. Alles andere wäre Selbstbetrug gewesen.

Einige Monate, nachdem Jens von seinem ersten Aufenthalt in Birmingham zurückgekehrt war und es immer offensichtlicher wurde, dass es ihm nicht gut ging, hatte ich mir ein Klavier gekauft und angefangen, zum ersten

Mal in meinem Leben Klavierstunden zu nehmen. Ein Kindheitstraum, hatte ich all jenen gesagt, die meinen späten Eifer belächelten. In Wahrheit sollte mich dieses Klavier vor dem schwarzen Loch bewahren, in das ich fallen würde, wenn Jens die zweite Operation in England nicht überleben würde. Es sollte mir Sinn geben, wo keiner mehr war. Diesen wahren Grund für das Klavier habe ich bis heute niemandem erzählt. Wie ich überhaupt nie mit irgendjemandem über meine Befürchtungen gesprochen habe. Es tat zu weh. Doch jetzt würde es keine zweite Operation in England geben.

Als Kees an jenem Abend im Dezember von der Arbeit nach Hause kam, hatte ich mich bereits den Tag über mit der veränderten Situation auseinandergesetzt. Ich hatte sie akzeptiert. Kees jedoch geriet in Rage, als er erfuhr, dass es für eine Operation zu spät war und als letzte Möglichkeit nur die Transplantation blieb. Er fühlte sich hintergangen, verraten, missbraucht. Eine Welt stürzte für ihn ein. Er wollte auf keinen Fall akzeptieren, was Professor Leon gesagt hatte, und bestand darauf, Dr. Clark anzurufen. Hatten wir etwa so lange für England gekämpft, um nun doch wieder in einem deutschen Krankenhaus zu landen? Wer könne uns garantieren, dass dieses Krankenhaus eine gute Adresse für Kinderherztransplantationen sei? Er kenne diesen Professor Leon ja nicht einmal! Wir stritten uns fürchterlich.

Es war seltsam. An diesem Abend taten wir zum ersten Mal etwas, wovor wir uns zwei Jahre lang gescheut hatten: Wir riefen bei Dr. Clark zu Hause an. Abends um elf Uhr. Wir hatten ihn sofort am Telefon, den Mann, den zu erreichen die ganze Zeit so unmöglich gewesen war. Dr. Clark hörte geduldig zu und bat um die nötigen Informationen, um sich eine Meinung bilden zu können.

Warum hatten wir dieses Telefongespräch nicht drei Monate früher geführt? Ich wünschte, ich könnte sagen, es sei Intuition gewesen. Wahrscheinlich war es Feigheit.

*

Liebe Eltern von Jens,
nachdem Sie und Professor Leon mit mir Kontakt aufgenommen hatten, hat Herr Leon mir die Ultraschallbilder von Jens' Herzfunktion geschickt.
Wir stimmen mit Herrn Professor Leon darin überein, dass eine erneute Operation im Sinne einer Kreislauftrennung bei Ihrem Sohn ein viel zu großes Risiko darstellen würde. Wie Professor Leon sind wir der Meinung, dass eine Herztransplantation jetzt der beste Weg ist.
Es tut mir sehr leid, dass wir Jens nicht mehr bei uns operieren konnten, aber ich bin mir sicher, dass die Transplantation für Ihren Sohn die beste Lösung ist.
Ich hoffe, dass das neue Jahr für Jens erfolgreich wird.
Bitte bleiben Sie in Kontakt und lassen Sie uns wissen, wie sich die Dinge entwickeln.
Mit den besten Wünschen, hochachtungsvoll
J. Clark

EUROTRANSPLANT

Es war kurz vor Weihnachten. Wie so oft hatten wir meine Schwestern und ihre Familien eingeladen. Ich war meinen Schwestern dankbar dafür, dass sie sich nie mit gut gemeinten Ratschlägen aufdrängten, sondern einfach anpackten, wo sie Bedarf sahen. Jede auf ihre Art, jede mit ihrem ureigenen, leicht sarkastischen Humor, der vor allem dort wachsen kann, wo man zusammen Schwieriges gemeistert hat. Kees und ich waren Experten darin, uns bei solchen Festivitäten trotz aller privaten Katastrophen nicht hängen zu lassen und stattdessen die Geselligkeit zu genießen. Kees konnte sich selbst und zuweilen auch mir gegenüber hart sein, aber er trug es nie nach außen. Ein Fels in der Brandung, auf den man sich verlassen konnte. So, wie ich es vom ersten Augenblick unseres Kennenlernens an gespürt hatte. Auch in diesem Jahr würde es eine Neuigkeit zu berichten geben, die von uns verlangte, Haltung zu bewahren.

Während meine Schwestern mit Jodie und Pauline das Weihnachtsessen vorbereiteten – die beiden gingen mittlerweile in die zweite Klasse und waren schon recht selbstständig geworden –, fuhren Kees und ich mit Jens in die Klinik, um alle Untersuchungen und Formalitäten für die Listung bei Eurotransplant hinter uns zu bringen. Es mussten sehr strenge Voraussetzungen erfüllt oder besser: nicht mehr erfüllt sein, um für ein Spenderorgan infrage zu kommen.

Jens, dem man gesagt hatte, dass er »ein neues Herz« bekomme, ertrug das Prozedere geduldig wie immer. Verstand er eigentlich, was mit ihm geschah? Ehrlich gesagt, ich glaube es nicht. Jens war gewohnt, dass mit ihm immer irgendetwas nicht stimmte. Für ihn gehörte das Krankenhaus zu seinem Leben. Mit welcher Energie hätte er sich auch wehren sollen? Er fieberte, bekam kaum Luft, war ausgemergelt. Über das Jahr hinweg hatte er mehr als ein Kilo abgenommen und wog mit seinen fünf Jahren kaum mehr als ein einjähriges Kind. Das bisschen Kraft, das Jens noch hatte, benötigte er, um sich gegen die leidige Blutabnahme zu wehren. Für Eurotransplant wurden unendlich viele Röhrchen von seinem Blut gebraucht, das wegen der niedrigen Sauerstoffsättigung inzwischen so dick wie Himbeermarmelade war.

Ein Priv. Doz. Dr. Schäfer führte ein Aufklärungsgespräch mit uns. Er war der Transplantationsbeauftragte im Kinderherzzentrum Gießen und vermittelte uns zumindest das Gefühl, an dor richtigen Adresse gelandet zu sein. Nachdem wir gerade verstanden hatten, was eine »Kreislauftrennung« ist, mussten wir unsere Gehirne jetzt auf »Herztransplantation« umpolen. Jens saß teilnahmslos auf meinem Schoß. Er hatte ja sowieso kein Vetorecht, also wozu Fragen stellen?

»Unsere Klinik transplantiert die meisten Kinderherzen in Deutschland und steht auch europaweit an der Spitze.« Das war schon mal beruhigend. »Wie viele Transplantationen machen Sie denn so pro Jahr?« Eine typische Kees-Frage. »In Deutschland werden im Jahr ungefähr vierzig Kinderherzen transplantiert. Wenn es gut läuft und wir genug Spenderherzen bekommen, machen wir davon zehn. Eigentlich könnten wir viel mehr machen, wenn wir genug Organe hätten. Zwei Drittel aller Spenderherzen verpflanzen wir Säuglingen. Wissen Sie, für Säuglinge ist es einfacher, Organe zu bekommen. Zu Babys, die zum Beispiel hirntot geboren werden oder gleich nach der Geburt versterben, haben die Eltern noch keine so große emotionale Beziehung aufgebaut und die Spendebereitschaft ist höher. Am schwierigsten ist es in der Altersgruppe von zwei bis zehn Jahren. Es sterben zwar immer noch fast ein Drittel der Kinder auf der Warteliste, aber dafür sind bei denen, die ein Herz bekommen, die Aussichten gut, wenn sie das erste Jahr überstanden haben. Die meisten Abstoßungen passieren innerhalb des ersten Jahres.«

»Wie lange hält denn so ein Herz?«

»Das wissen wir nicht. Die ersten Kinder, die wir als Säuglinge transplantiert haben, sind jetzt Teenager. Das Immunsystem betrachtet das fremde Organ lebenslänglich als Fremdkörper und versucht es abzustoßen. Deswegen müssen Organtransplantierte Medikamente nehmen, die das Immunsystem unterdrücken. Je besser diese Medikamente werden, desto länger hält so ein fremdes Herz. Wenn Jens gelistet ist, müssen Sie auf jeden Fall rund um die Uhr für uns erreichbar bleiben. Sobald wir ein passendes Herz gefunden haben, rufen wir Sie an, dann müssen Sie sich sofort auf den Weg machen. Wie weit wohnen Sie denn weg von hier?« – »Eine gute Stunde mit dem Auto.« – »Gut, das ist gerade noch machbar, Sie müssen nicht mit dem Hubschrauber kommen. Rufen Sie einen Krankenwagen. Und klären Sie das am besten gleich mit Ihrer örtlichen Notdienstzentrale ab. Wenn das Spenderherz entnommen ist, haben wir vier Stunden Zeit. Vier Stunden sind das Maximum, sonst wird es unbrauchbar. Je nachdem, woher es kommt, wird es entweder per Hubschrauber, Sonderflug oder über die Straße gebracht.

Das Weiteste wäre also Spanien. Eine Stunde Fahrtzeit, eine Stunde OP-Vorbereitung, zwei Stunden Explantation im OP. Das wird knapp. Am besten, Sie besorgen sich ein Handy, das nur für unseren Anruf bestimmt ist. Und Sie müssen natürlich dafür sorgen, dass Sie überall ein Netz haben.«

Das bedeutete, dass wir uns ab jetzt nicht mehr von unserem Wohnort entfernen durften. Und nicht zu weit von öffentlichen Straßen. Auf unsere geliebten Waldspaziergänge würden wir vorerst wohl verzichten müssen.

»Wie lange ist denn die Wartezeit für ein Herz?« Wieder eine dieser Standardfragen. »Das weiß keiner. Erwachsene warten durchschnittlich eineinhalb Jahre. Bei Kindern geht es etwas schneller, weil die Konkurrenz auf der Warteliste nicht so groß ist. Das wird alles über Eurotransplant geregelt. Die sitzen übrigens in Holland. In Leiden. Das kennen Sie doch, oder?« Er schaute zu Kees. »Bei Eurotransplant sind Patienten aus mehreren europäischen Ländern gelistet. Die ganzen Daten und Befunde von Jens werden dorthin geschickt. Die Krankenhäuser, die ein Organ zu vergeben haben, melden sich bei Eurotransplant. Dort wird in der Datenbank geprüft, zu wem das Organ am besten passt, und die Klinik benachrichtigt, die diesen Patienten betreut. Das ist aber keine Warteliste, wo man immer einen Platz nach oben rückt, wenn jemand rausgefallen ist. Die Wartezeit wird zwar berücksichtigt, aber der Computer würfelt im Prinzip jedes Mal neu. Das beste Match gewinnt. Außer man ist auf High Urgency, das ist die höchste Dringlichkeitsstufe, dann rückt man schneller nach. Manchmal müssen wir ein Organ auch ablehnen. Wenn es qualitativ nicht gut genug ist oder der Patient gerade nicht transplantationsfähig ist. Wegen Krankheit zum Beispiel.«

»Und woher weiß man, ob ein Organ passt?«

»Das Wichtigste ist die Blutgruppe. Spender und Empfänger müssen die gleiche Blutgruppe haben. Außerdem die Größe vom Herzen. Das alte Herz von Jens ist so riesig, da könnte man ein Organ von einem Kind nehmen, dass ungefähr drei Mal sein Körpergewicht hat.«

3 x 12 = 36. 36 kg. Also ein etwa zehnjähriges Kind.

Wir vereinbarten, dass Jens noch ein letztes Mal mit seinem »alten Herzen« seine Oma in Holland besuchen durfte, so wie wir das eigentlich für den Jahresausklang geplant hatten. Ab dem 2. Januar 2003 würden wir dann abrufbereit sein.

Dr. Schäfer war es mit seiner ruhigen und sachlichen, aber zugleich lockeren Art gelungen, meinen Mann zu besänftigen. Kees hatte Respekt vor ihm und akzeptierte letztendlich, was sowieso nicht zu ändern war. Vielleicht war es ganz gut, dass Dr. Schäfer und nicht Professor Leon dieses Gespräch geführt hatte. Mein Mann war ein Stratege. Er hätte mit der Sprunghaftigkeit von Professor Leon nicht umgehen können. Noch nicht. Jens war inzwischen auf meinem Schoß eingeschlafen. Ihn interessierte das alles nicht mehr. Der Tag war anstrengend gewesen.

*

Unsere nächste Aufgabe bestand darin, unserer Umwelt mitzuteilen, was geschehen war. Ich empfand es jedes Mal als sehr belastend, die Probleme und neuen Sachverhalte rund um Jens zu kommunizieren. Unerbittlich musste man Rede und Antwort stehen, obwohl man die Antworten doch selbst nicht wusste. Bei Freunden und Bekannten hatte ich es mir angewöhnt, immer nur so viel zu erzählen, dass sich daraus keine Grundsatzdiskussionen entwickeln konnten. Oder dass ich mich, was noch schlimmer war, am Ende selbst in der Rolle der Trösterin wiederfinden würde. Denn was Jens in seinem kurzen Leben erlebt hatte, überstieg alle Vorstellungskräfte. Ich bemühte mich, zuversichtlich zu wirken. Ich hatte das Gefühl, dass ich meine Mitmenschen mit meinen wahren Emotionen maßlos überfordert hätte. Ich wollte sie da nicht mit hineinziehen, es hätte sie in Verlegenheit gebracht. Mir schien es ratsamer, die Sorgen rund um Jens mit mir selbst auszumachen und die Hilfsbereitschaft meiner Bekannten für eine liebevolle Betreuung von Jodie und Pauline zu nutzen. Denn hierfür hatte ich die meiste tatkräftige Hilfe nötig.

Durch meine distanzierte, aber zugleich freundliche und offene Art hatte ich bald das Image einer starken, selbstsicheren Frau mit kühlem Kopf und guten Nerven. Das schmeichelte mir. Ich hielt es für sinnvoll, dieses Bild aufrechtzuerhalten, auch wenn es nicht der Wahrheit entsprach. Es war mein Panzer, und ich war froh, dass im alltäglichen Leben niemand auf die Idee kam dahinterzublicken. Die Person hinter diesem Panzer wäre in Sekundenschnelle zusammengebrochen.

Heute bin ich mir nicht mehr so sicher, ob dieses Verhalten wirklich das Beste war. Heute glaube ich, dass Menschen viel einfühlsamer und verständiger sind, als ich das damals erwartete. Man muss ihnen nur die Chance geben, ihr Potenzial zu zeigen. Vielleicht hätte ich viel öfter den Mut haben sollen, Menschen um Dinge zu bitten, ihr Verständnis *einzufordern*. Es hätte mir viel Seelenschmerz erspart, und ich glaube, sie hätten mir gerne geholfen. Andererseits: Vielleicht wird man ja wirklich zu der starken, selbstsicheren Frau, wenn man sie lange genug gespielt hat? Wie dem auch sei, es galt jetzt, das

Thema Organtransplantation zu erörtern und die Fragen zu beantworten, die auch wir Dr. Schäfer gestellt hatten.

Über den ethischen Aspekt des Eingriffs hatten Kees und ich uns wenig Gedanken gemacht. Wir hatten ein Kind, das todkrank war und das wir am Leben erhalten wollten. Über die Jahre hatte das Herz für uns jegliche Mystik und Romantik verloren. Es war lediglich ein zentrales Teil im Getriebe, das unserem Sohn zeitlebens Stress bereitet hatte.

Ich hielt den Fragen aus meiner Umgebung stand, obwohl mir vieles selber nicht einleuchtete: Wenn das Spenderherz bei der Entnahme noch schlagen musste, wie konnte dann ein Unfalltoter Organspender werden? Und wenn Unfalltote nicht Organspender sein konnten, wer blieb dann noch übrig? Ich wusste, dass meine bisherigen Informationsquellen mir das nicht beantworten konnten. Aber ich hatte nicht die Nerven, mich auf neue Organisationen und neue Eltern mit neuen Problemen und neuen Leidensgeschichten einzulassen. Auch ich war müde geworden. Ich wollte vieles einfach nicht mehr wissen. Fünf Jahre lang hatte ich mich redlich bemüht, alles zu verstehen. Nichts mehr davon war jetzt noch relevant. Ab jetzt wollte ich einfach nur noch für Jens da sein: Sagt mir, was ich zu tun habe, und kümmert ihr euch um den Rest! Ich begann zu akzeptieren, dass ich das Schicksal meines Sohnes nicht mehr beeinflussen konnte. Nichts stand mehr in meiner Macht, ich musste mich fügen. Resignation wäre sicher das falsche Wort für dieses neue Gefühl. Es war eher eine Art Gelassenheit, ein Zulassen, wie damals bei Ulrike und Julius. Jens hatte mich gelehrt, dass alles möglich war, auch das Unmögliche. In jede Richtung.

Als wir nach unserem Gespräch mit Dr. Schäfer nach Hause kamen, herrschte dort eine Art Endzeitstimmung, eine Beklemmung, die man fühlen konnte. Obwohl ich meine drei Schwestern nicht oft sah oder sprach, wusste ich, dass sie fähig waren, meine Gefühle nachzuvollziehen. Sie verstanden mich auch ohne große Worte.

Ich begann, unsere Koffer für Holland zu packen.

LEBENSKÜNSTLER

Unsere Kinder liebten ihre Oma und den holländischen Teil unserer Familie. Kees hatte zwei Brüder mit Töchtern im gleichen Alter wie Jodie und Pauline. Außerdem gab es einen kecken Cousin, der neun Monate nach Jens geboren wurde und ihm zum Verwechseln ähnlich sah. Die gleichen blonden Haare, die gleichen blauen Augen, das ganze Gesicht voller Sommersprossen – wie bei Jens. Und natürlich war da Anne, die Schwester von Kees, die sich vorgenommen hatte, keine eigenen Kinder in die Welt zu setzen und stattdessen ihre gesamte Energie in ihre Neffen und Nichten zu investieren.

Mag sein, dass es verantwortungslos war, Jens den Strapazen dieser Reise noch einmal auszusetzen. Aber gerade Jens besaß die wertvolle Fähigkeit, von schönen Erlebnissen, und waren sie noch so kurz, wochenlang zu zehren. Schon immer hatte die Vorfreude Jens angetrieben, sich an Dinge, die ihm eigentlich Angst machten, in kleinen aber stetigen Schritten heranzuwagen. Sollte er genießen, solange er noch konnte! Wer wusste schon, wann er seine Oma das nächste Mal wiedersehen würde.

Wie immer taten die paar Tage in Holland unseren Kindern gut. Und wie immer gelang es Jens, eine ganze Kaffeegesellschaft zu unterhalten, obwohl er kaum mehr auf seinen Beinen stehen konnte. Er war so anders als seine Schwestern. Jodie und Pauline waren sehr sozial im Umgang mit ihren Freunden, aber Erwachsenen gegenüber wirkten sie schüchtern, fast verstockt. Versunken in ihre Zwillingswelt, zu der nur sie selbst Zutritt hatten und in der sie sich stundenlang damit beschäftigen konnten, die tollsten Kunstwerke aus Papierschnipseln, Stoffresten und Tannenzapfen zu kreieren. Jens war das krasse Gegenteil. Ein Inbegriff von Extravertiertheit. Er verstand es, mit den Erwachsenen zu spielen und – sei es durch Verhandeln, sei es durch seinen Charme – grundsätzlich das zu bekommen, was er wollte. Er liebte es, in Rollen zu schlüpfen, Theater zu spielen und zu singen. Sein Repertoire war nicht groß – es bestand hauptsächlich aus Passagen seiner Lieblingsvideos und einer Weihnachtslieder-CD von Rolf Zuckowski –, doch er versetzte sein Publikum damit in Entzücken.

Bei Bekannten, die wir auf dem Rückweg von Holland besucht hatten, gibt es eine Videoaufzeichnung von Jens. Mit einer Nikolausmütze auf dem Kopf und einem Jutesack in der Hand singt er mit seinem zarten Stimmchen »Guten Tag, ich bin der Nikolaus«. Da war er bereits deutlich gezeichnet von seiner Herzinsuffizienz, sein Teint violett, sein kleiner Körper Haut und Knochen. Er konnte keinen Satz beenden, ohne zehn Mal nach Luft zu schnappen. Ich selbst habe dieses Video nie gesehen. Als ich den Bekannten, der es aufgenommen hatte, nach Jahren wieder einmal traf, erzählte er, wie oft er es angesehen hatte und wie sehr es ihn jedes Mal berührte.

Es war diese Gier nach Freude, diese Lust auf das Leben, die Jens immer wieder vorwärts trieb. Dieses »Ich muss dringend gesund werden, damit ich die nächste Party nicht verpasse!«. Zu Weihnachten hatte er ein lang ersehntes Polizistenkostüm bekommen, mit Handschellen, Knüppel und allem, was dazu gehört. Diese Verkleidung zog er bei jeder Gelegenheit über und zählte die Tage bis Karneval, wo er sie beim Kinderfasching im Gemeindesaal tragen wollte.

AM ENDE

Ab dem 2. Januar 2003 hieß es warten. Für den Anruf aus Gießen hatte ich mir ein zweites Handy besorgt, das ich Tag und Nacht bei mir hatte. Ich informierte die örtliche Notdienstzentrale, wo man sehr betroffen reagierte über die neue Situation. Man kannte Jens seit Jahren, er war dort so oft Fahrgast gewesen! Ich solle sicherstellen, dass der Zufahrtsweg zu unserem Haus immer frei war.

Wir wohnten am hinteren Ende einer Sackgasse, und man konnte unser Haus nur über eine lange Straße erreichen, die so eng war, dass zwei Autos nebeneinander nicht passieren konnten. Des Öfteren blockierten Heizöllieferanten oder Möbelwagen die Straße, so dass man nur von hinten, über einen holprigen Feldweg, zu unserem Haus kam. Ich erinnere mich an einen heftigen Streit mit der Gemeinde, den ich damals wegen des Feldwegs hatte. Drei Meter dieses Wegs waren in Privatbesitz, und der Eigentümer hatte sie mit Baumstämmen unpassierbar gemacht, weil es zwischen ihm und der Gemeinde zu Streitigkeiten wegen des Nutzungsrechts gekommen war. Es dauerte über zwei Wochen, bis ich durchgesetzt hatte, dass der Weg wieder frei gemacht wurde, damit dort notfalls ein Rettungswagen entlangfahren konnte.

Bemerkenswert, wie wichtig drei Meter sein können.

Kees und ich fanden, dass unsere Töchter eine Auszeit verdient hatten und über die dritte Weihnachtsferienwoche mit ihrem Papa zum Skifahren in die Berge fahren sollten. Es war klirrend kalt in diesem Winter. Auch bei uns im Dorf war ungewöhnlich viel Schnee gefallen, der unter strahlend blauem Himmel in der Sonne glitzerte. Jens hatte nie viel vom Winter und vom Schlittenfahren gehalten. Die Geschwindigkeit des Schlittens machte ihm Angst und Minustemperaturen hielt er selbst in einem Alaska-Outfit nur kurzzeitig aus. Auch wenn seine Füße in Polarschuhen steckten, wurden sie schnell blitzblau vor Kälte.

In den Tagen unserer Zweisamkeit genoss es Jens sichtlich, sich in der Mittagssonne in unserem Garten auf dem Schlitten herumziehen zu lassen und kleine Schneefiguren zu bauen, für die er sich witzige Namen ausdachte. Als er müde wurde, packte ich ihn mit drei Decken in den Kinderwagen und schob ihn so lange durch die Straßen, bis die Sonne am Horizont verschwand. Friedlich schlafend, mein ewiges Baby.

Ein paar Tage, nachdem Kees mit den Mädchen in die Berge gefahren war, begann Jens hoch zu fiebern. Er fiel in einen beängstigenden Zustand, den ich nur allzu gut kannte: Er röchelte und lag mit geschlossenen Augen auf dem Sofa. Seine Wangen waren rotviolett, sein bläulicher Mund hob sich gespenstisch von der Blässe seines restlichen Gesichtes ab. Jens brauchte dringend einen Arzt.

Meine Befürchtung bestätigte sich. Jens hatte eine Lungenentzündung. Beim Arzt war er bereits in seine Fieberwelt abgedriftet und bekam nicht einmal mit, wie ich ihn auszog und auf den Behandlungstisch legte. Der Kinderarzt wusste, dass ich über die Jahre ein gutes Gefühl dafür entwickelt hatte, wann es Zeit war, mit Jens in die Klinik zu fahren, und ließ uns mit den notwendigen Medikamenten nach Hause gehen. Sein trauriger Blick verriet mir, wie sehr ihn das Schicksal von Jens bewegte. Die Ärzte, Ergo- und Physiotherapeuten, die Erzieher im Kindergarten, selbst die Sachbearbeiter der Krankenkasse, die Jens noch nie gesehen hatten – sie alle waren inzwischen so tief in Jens' Leben verstrickt, dass es ihnen schwerfiel mit anzusehen, wie sein Zustand sich von Woche zu Woche verschlechterte.

Jens war am Ende, völlig am Ende.

Den Abend verbrachte ich mit Jens auf dem Sofa. Angesichts seines Gesundheitszustandes wäre es angebracht gewesen, mit ihm nach Gießen zu fahren. Ich entschied mich dagegen. Die Art, wie er sich an mich schmiegte und sich immer wieder meiner Nähe versicherte, gab mir das Gefühl, dass es nur diese Ruhe, dieser Frieden war, wonach er sich sehnte.

Es ist seltsam, wie man ganze Abschnitte seines Lebens aus dem Gedächtnis streichen kann, während man sich an andere noch nach Jahrzehnten in allen Einzelheiten erinnert. Während Jens in meinen Armen vor sich hin dämmerte, zappte ich mich durchs Fernsehprogramm und blieb bei einem Film hängen, der mich Tränen lachen ließ. Er hieß *Something about Mary*. Ab und zu öffnete Jens die Augen und fragte: »Mama, warum lachst du so?« Er war wieder eingeschlafen, noch bevor ich ihm eine Antwort geben konnte. Es mag makaber klingen, aber ich brauchte diesen Film. Ich wollte lachen.

An diesem Abend nahm ich meinen Sohn zu mir ins Bett. Ich hielt ihn in meinen Armen und schaute ihn lange an. Er schlief. Ich schaute ihn nur an. Bevor ich das Licht löschte, verabschiedete ich mich leise von ihm. Ich war mir sicher, dass sein Herz in dieser Nacht für immer aufhören würde zu schlagen, ohne dass ich etwas davon mitbekäme. Und ich war bereit, es zuzulassen.

Als ich am nächsten Morgen aufwachte, lag Jens noch genau so in meinen Armen, wie er am Abend zuvor eingeschlafen war. Er atmete ruhiger, regelmäßiger. Er lebte. Es ist schwer, das alles in Worte zu fassen. Jens hatte mir in dieser Nacht sein Leben geschenkt. Wie so oft schon. Er war bereit, den Weg mit mir weiterzugehen.

Die Ruhe, das Antibiotikum und die Vorfreude auf seine Schwestern und den Papa halfen Jens dabei, sich zu erholen. Ich war mit Jens im Garten, als er die Stimmen von Jodie und Pauline und ihre Schritte auf den Treppenstufen hörte. Freudestrahlend begann er, sich aus dem dicken Fußsack, in den ich ihn gepackt und auf den Schlitten gesetzt hatte, zu befreien, nahm meine Hand und lief den beiden mit wackligen Schritten durch den Schnee entgegen: »JodiePaulien, guckt mal, was ich gebaut habe!« Stolz führte er sie zu den Schneefiguren und erinnerte sich sogar noch an die Namen, die er ihnen gegeben hatte. Jodie und Pauline zeigten kurz ihre aufrichtige Bewunderung, bevor die Erlebnisse der vergangenen Woche aus ihnen heraussprudelten. Einen Skikurs hatten sie gemacht, und der Papa hatte diesmal nur die ersten beiden Tage bei ihnen bleiben und nebenherfahren müssen, den Rest hatten sie ganz alleine geschafft! Medaillen und Urkunden hatten sie bekommen fürs Skirennen, bitterkalt war es gewesen, und der Papa hatte jeden Tag warme Schokolade für sie bestellt mit viel Sahne obendrauf. Die drei hatten offensichtlich eine glückliche Woche miteinander verbracht, und ich gönnte sie ihnen von Herzen. Vom zwischenzeitlichen Zusammenbruch ihres Bruders ahnten die Zwillinge nichts, und auch Kees habe ich nie die ganze Wahrheit erzählt.

*

Jens erholte sich zusehends und wünschte sich sogar, wieder in den Kindergarten gehen zu dürfen, obwohl er keine zwanzig Schritte am Stück laufen konnte. Man möge mich für verrückt erklären, aber ich ließ ihn in den Kindergarten gehen. Sollte er Spaß haben, solange er das konnte! An sehr kalten Tagen blieb die Gruppe nach dem »Morgenkreis« oft lange im beheizten Bauwagen sitzen, der gerade so groß war, dass Bänke hineinpassten, auf denen alle Kinder Platz fanden. Sie erzählten sich Geschichten oder schauten sich Bilderbücher an. Danach wurde Jens warm eingepackt und in die Rückentrage gesetzt. Er durfte so lange mit der Gruppe ziehen, bis es ihm zu kalt wurde. Dann trat er mit einem Erzieher den Rückweg an, und die beiden beschäftigten sich im Bauwagen, bis der Rest der Gruppe dort eintraf. Das Handy, das nach wie vor auf seinen ersten Anruf wartete, gab ich den Erziehern mit.

ANGST

Ab Mitte Februar beobachtete ich bei Jens ungewöhnliche Symptome. Er begann, über Nacht Wasser einzulagern, und wachte morgens mit geschwollenen Lidern auf. Ich wusste, dass das mit der Herzschwäche zu tun hatte. Was ich nicht zuordnen konnte, war die Tatsache, dass er zwischendurch immer wieder erbrach, wobei Erbrechen für ihn nichts Ungewöhnliches war, weil er sich ständig an seinen Medikamenten verschluckte. Aber dieses Erbrechen war anders. Es kam aus heiterem Himmel, in kleinen Schüben, und es schien seinen gesamten Kreislauf in Mitleidenschaft zu ziehen. Mir war, als würde er dabei für kurze Momente ohnmächtig.

Ich beschloss, mit Jens zum Kinderarzt zu fahren. Seine Diagnose war niederschmetternd: »Jens schafft es zu Hause nicht mehr. Sein Herz ist am Ende. Machen Sie sich möglichst gleich auf den Weg. Ich werde Gießen informieren.«

Bereits vor längerer Zeit hatte ich alles organisiert für den Fall, dass ich mit Jens von einer Minute auf die andere wegmusste. Ich rief die Diakoniestation an und bat um eine Betreuung für die Zwillinge auf unbestimmte Zeit. Dann packte ich mit Jens den Koffer für Gießen. Jens liebte es, Koffer zu packen, und mittlerweile jagte ihm das Wort Gießen keine Angst mehr ein. Es gab dort ein tolles Spielzimmer mit einer sehr netten Frau namens Brigitte – in England hätte man sie »play specialist« genannt, in

Gießen war sie einfach die Brigitte aus dem Spielzimmer – und viele liebe Krankenschwestern. Außerdem gutes Essen und einen roten Eimer, aus dem man sich nach dem Piksen etwas aussuchen durfte. Ich machte noch ein Foto von Jens, auf dem er mit violettem Kopf auf seinem gepackten Koffer sitzt und dabei glücklich lacht.

Mir war nicht unbedingt nach Lachen zumute. In Gießen sagte man mir, Jens habe eine »akute kardiale Dekompensation«. Die Lage war also ernst. Erfahrene Oberärzte sind zwar auch erfahren darin, schlimme Diagnosen so neutral zu kommunizieren, dass einem die Hoffnung nie ganz genommen wird, doch ich war inzwischen versiert genug, um ihre wahre Botschaft zu entschlüsseln. Wie schon so oft benötigte Jens Dobutamin, ein intravenöses Notfallmedikament, welches die Pumpkraft des Herzens unterstützt. »Wenn es noch ausreicht«, gab man zu Bedenken. Es gab noch stärkere Medikamente, auf die im äußersten Notfall zurückgegriffen werden konnte, doch die waren nach ärztlicher Ansicht »Teufelszeug«.

Vorläufig gab Jens' Herz sich mit Dobutamin zufrieden. In Gießen sah man sich allerdings dem Dilemma ausgesetzt, Jens entweder auf High Urgency – also auf die höchste Dringlichkeitsstufe der Warteliste – zu stufen und für den resultierenden Zeitvorteil eine schlechtere Qualität des Organs in Kauf zu nehmen, oder das Risiko einer längeren Wartezeit für ein möglicherweise besseres Organ einzugehen. Auf High Urgency durfte das angebotene Organ nur in Ausnahmefällen abgelehnt werden; prinzipiell musste man nehmen, was kam. Eine Hochstufung bedeutete außerdem, dass Jens in der Klinik auf sein neues Herz würde warten müssen.

Nach vier Tagen wagte man es, Jens wieder nach Hause zu lassen. Kontrolltermine in Gießen alle drei Wochen und kein Kindergarten mehr! Und, so der Arztbrief: *Falls es erneut zur kardialen Dekompensation kommen sollte, ist die Anlage eines Broviac-Katheters zur intermittierenden Dobutrextherapie anzudenken. Sollte Jens zu Hause nicht ausreichend Nahrung zu sich nehmen, wird eine stationäre Aufnahme zur parenteralen Ernährung notwendig.*

Man klärte mich auf, dass »parenterale Ernährung« eine Ernährung unter Umgehung des Magen-Darm-Traktes war und ein Broviac-Katheter ein dicker Infusionsschlauch, der in die Brust eingeschoben und direkt mit einer der großen Herzvenen verbunden wurde. Durch diesen Schlauch würden Jens dann sämtliche Medikamente und »Nahrungsmittel« zugeführt werden.

Ich konnte viel ertragen, aber den Gedanken, dass Jens daheim herumlag, mit einem Schlauch, der aus seiner Brust hing und eine ständige Eintrittspforte für Bakterien bildete, fand ich entsetzlich. Noch blieb Jens dieses Ding erspart. Zum Glück.

Es gibt bestimmte Sachverhalte, die einem Nicht-Mediziner selbst nach hundert Aufklärungsgesprächen nicht einleuchten. Zum Beispiel, dass es im Krankenhaus, wo man ja hingeht, um *gesund* zu werden, ungleich mehr und wesentlich gefährlichere *krank machende* Keime gibt als zu Hause.

Bald war Fasching. Jens hatte sich bereits alles für die Party zurechtgelegt. Er kam die Treppe zu seinem Zimmer nicht mehr hoch, schon lange nicht mehr, zählte aber die Nächte, die er noch schlafen musste bis zum Kinderfasching. Am Faschingsdienstag zog ich ihm sein Polizistenkostüm an, schminkte ihm einen dicken schwarzen Schnurrbart unter seine violetten Wangen und fuhr mit meinen drei Kindern in die Turnhalle, wo die Faschingskapelle die Kinder unterhielt, während die Eltern bei

Kaffee und Kuchen ihre Zigaretten pafften. Ich trug Jens die ganze Zeit über auf dem Arm und tanzte mit ihm zur Faschingsmusik. Er quietschte vor Vergnügen. Am Abend sagte er zu mir mit leuchtenden Augen: »Mama, die Feier war so schön, ich war noch nie auf einer so schönen Feier!«

*

Was empfindet ein fünfjähriges Kind mit »terminaler Herzinsuffizienz«? Von außen können wir seinen Gesundheitszustand »messen«, können abschätzen, wie viele Tage es noch zu leben hat, und uns überlegen, mit welchem Medikamentenmix wir sein Leben verlängern könnten. Aber was ist mit der Angst? Die Angst, die erwachsene Herzpatienten so eindringlich beschreiben: das Beklemmungsgefühl, die Atemnot, das Herz, das nicht mehr im Takt schlägt. All die Dinge, die man in schlaflosen Nächten, wenn es um einen herum ganz ruhig ist, noch viel bewusster wahrnimmt?

Kindern fehlen die passenden Worte. Kinder sagen, sie haben Bauchweh. Wenn man sie fragt, wo es genau wehtut, sagen sie: »Überall tut es weh.«

Jens schlief sehr schlecht dieser Tage. Sein Bett stand zwischenzeitlich im Zimmer von Jodie und Pauline, aber es dauerte Stunden und viel gutes Zureden bis er dort endlich eingeschlafen war. Die Zwillinge bekamen davon nichts mit, denn ihnen fielen meistens schon während der ersten beiden Schlaflieder, die Kees oder ich ihnen allabendlich vorsangen, die Augen zu.

Manchmal setzte Jens sich unbemerkt auf die Treppe, die vor der Kinderzimmertür nach unten ins Wohnzimmer führte und schluchzte leise, bis ich ihn entdeckte: »Mama, ich will die Augen nicht zumachen, weil dann wieder die bösen Träume kommen!« – »Mama, ich will nicht alleine sein.« »Mama, ich habe solche Angst hier oben. Kann ich nicht bei euch im Wohnzimmer bleiben?« Wenn es gar nicht anders ging, holten wir Jens zu uns nach unten, ließen ihn auf dem Sofa einschlafen und trugen ihn dann in sein Zimmer. Nachts kam er zu mir ins Bett gekrochen und lag dann bis zum Morgengrauen wach.

»Mama, ich will nicht schlafen. Wann wird es endlich hell? Wann ist die Nacht endlich vorbei? Mama, ich habe solche Angst!« – »Aber wovor hast du denn Angst?« – »Ich habe Angst vor der schwarzen Hand!« – »Welche schwarze Hand? Was macht denn diese schwarze Hand?« – »Die schwarze Hand kommt jede Nacht und packt mich, wenn ich die Augen zumache!« Ich erschrak. »Was macht diese Hand denn genau?« – »Sie legt sich auf mein Herz und packt es! Mama, halt mich fest, damit diese Hand nicht kommt!«

Tagelang zerbrach ich mir den Kopf darüber, was es mit dieser schwarzen Hand auf sich hatte, vor der Jens sich so fürchtete. Bis es mir dämmerte, dass es die Hand eines Arztes sein musste, der zwei Wochen zuvor bei Jens einen Ultraschall gemacht hatte. Der Arzt war ein südländischer Typ mit dunklen Haaren auf den Armen, und Jens assoziierte die Hand, die ihn nachts packte, wohl mit der Hand, die den Ultraschallkopf auf seinem Brustkorb hin und her bewegt hatte, und zwar genau an einem Tag, an dem es ihm besonders schlecht ging.

Diese Einsicht erschütterte mich, denn sie machte mir deutlich, dass Jens neben seinen offensichtlichen Leiden noch so viel mehr zu bewältigen hatte. Auf solche Ängste hatte mich nie jemand aufmerksam gemacht. Niemand hatte mir jemals gesagt, dass im Liegen die Atemnot noch viel schlimmer ist und man die Herztätigkeit, oder besser den Mangel daran, nachts viel deutlicher wahrnimmt als tagsüber. Ich denke, es ist nicht übertrieben, hier von Todesangst zu sprechen. Ein Gefühl, das Jens nicht beschreiben konnte, weil er das Wort dafür noch nicht kannte.

Heute bin ich unendlich froh darüber, dass ich Jens nie dazu gezwungen habe, seine Nächte alleine zu verbringen.

*

Genau zehn Tage hielt Jens es zu Hause aus.

Der 7. März 2003 war ein sonniger Vorfrühlingstag. Am Nachmittag spielten Jodie und Pauline im Garten. Jens und ich saßen auf der Treppe neben dem Blumenbeet und zählten die bunten Krokusse, die ihre Köpfe aus der Erde reckten. Plötzlich schaute Jens mich an und sagte: »Mama, mir geht es komisch.« Dann drehte er die Augen himmelwärts und erbrach. Genau wie vor fünf Jahren, als er noch ein ganz kleines Baby war. Es war kein Erbrechen, mit dem er wild entschlossen etwas loswerden wollte, was ihm nicht bekommen war. Es war ein kraftloses Erbrechen. Die Kapitulation eines geschwächten Körpers vor den grundlegendsten Anforderungen des Lebens.

Es war an der Zeit, den Koffer zu packen. Endgültig.

»Wir müssen nach Gießen«, sagte ich zu Jens, als er wieder zu sich kam. Ich versuchte beherrscht zu wirken, aber meine Nerven lagen blank. Ich hatte an diesem Nachmittag absolut keine Kraft mehr für die Fahrt nach Gießen. Ich war blockiert, wusste nicht, wie ich es anstellen sollte, in kürzester Zeit Jodie und Pauline unterzubringen, unsere Koffer zu packen und mich nach zig schlaflosen Nächten in der Rushhour über das Frankfurter Kreuz zu quälen. Ich rief die Klinik an und vereinbarte, dass wir

Jens im Laufe des Abends vorbeibringen würden. Danach versammelte ich meine Kinder um den Küchentisch und erklärte ihnen, dass der Papa nach der Arbeit mit Jens ins Krankenhaus fahren würde. »Du musst bestimmt eine Weile in Gießen bleiben«, sagte ich zu Jens. »Ich bringe dir deinen Koffer morgen mit. Sagst du mir, welche Kuscheltiere ich einpacken soll?« Ich versicherte ihm hoch und heilig, dass er nur diese eine Nacht alleine in Gießen würde bleiben müssen. »Der Papa ist bestimmt so lange da, bis du eingeschlafen bist. Aber dann fährt er nach Hause, weil er morgen früh arbeiten muss. Schaffst du das, Jens?« – »Ja Mama, das schaffe ich schon!«

Kees sah überrascht aus, als er am Abend nach Hause kam und uns auf dem Sofa sitzen sah, Jens in sich zusammengesunken auf meinem Schoß, seinen Kopf an meine Schulter gelehnt.

»Jens will dir etwas sagen«, deutete ich an.

»Ja, Papa. Ich will nach Gießen. Du sollst mich hinfahren.«

Ich brauchte meinem Mann nicht zu erklären, was geschehen war. Er wusste Bescheid. Vor den Kindern ließ er sich nicht anmerken, wie schockiert er war.

»O.k., Jens, wenn du das willst, dann fahren wir nach Gießen. Ich ziehe mich um, dann können wir gleich losfahren.«

Wenig später nahm er mir Jens aus dem Arm und trug ihn die sechzig Treppenstufen hoch zur Straße, wo unser Auto stand. Seit dem Einzug in unser Haus am Hang, vor drei Jahren und acht Monaten, hatten wir Jens diese sechzig Treppenstufen nach oben tragen müssen. Sein halbes Herz hatte die Aufgabe nie bewältigen können.

Die Autofahrt an jenem Abend war für Kees der schlimmste Weg, den er je hatte zurücklegen müssen.

AUF CZERNY

In Gießen eröffnete man mir am nächsten Tag, dass an dem Broviac-Katheter kein Weg mehr vorbeiführte. Jens wartete jetzt seit über zwei Monaten auf ein Spenderherz. Sein Körper brauchte Hilfe, musste zumindest ausreichend ernährt werden. Seit der Operation in England vor über einem Jahr war Jens nicht mehr gewachsen und hatte mehr als ein Kilo abgenommen. »Mein Gott, Junge, du siehst ja schlimmer aus als ein Biafra-Kind!« Wie üblich nahm Professor Leon kein Blatt vor den Mund.

Noch hing Jens' Dobutrex-Tropf an seinem Handgelenk, doch im Laufe der kommenden Tage sollte der Broviac gelegt werden. Jens musste dazu ähnlich wie bei einem Herzkatheter sediert werden. Mir grauste zwar immer noch bei dem Gedanken, diesen Schlauch zu Hause selber bedienen zu müssen, aber es würde mir wohl nichts anderes übrig bleiben.

Über die Jahre hatte ich mir angewöhnt, in meinem Gehirn einen Schalter umzulegen, wenn ich »auf Station« war. Ich vergaß bis auf Weiteres alles, was »draußen« passierte, und kümmerte mich nur noch um mein Kind und mein eigenes Leibeswohl. Die Station Czerny bestand aus einem langen Gang, auf dessen linker Seite sich die Krankenzimmer aneinanderreihten, während auf der rechten mehrere Abstellräume, das Untersuchungszimmer und die Stationsküche untergebracht waren. Das Arzt- und das Schwesternzimmer teilten die Station genau in der

Mitte. Je kritischer die Fälle, desto näher lagen sie bei den Ärzten und Schwestern. Am Kopfende des langen Ganges gab es ein Spielzimmer mit einem roten, runden Tisch in der Mitte. Dieses Zimmer war so winzig, dass es mit drei Kindern und den dazugehörigen Infusionsbäumen bereits hoffnungslos überfüllt war.

Der Ausstattung von Czerny nach zu urteilen, musste die Kinderklinik Gießen in den Siebzigerjahren erbaut und seit dieser Zeit nicht mehr großartig renoviert worden sein, was das Pflegepersonal wahrscheinlich mehr störte als die kleinen Patienten. Jens liebte die Zimmer auf Czerny, denn Brigitte – die Dame aus dem Spielzimmer – hatte im Laufe des letzten Jahrzehnts dafür gesorgt, dass sämtliche Glasflächen auf der Station mit kunstvollen Fensterbildern verziert waren, von allen Zimmerdecken Papierfiguren baumelten und die langweiligen Wände hinter bunten Tierpostern verschwunden waren. Jedes Zimmer hatte ein Motto – es gab das Benjamin-Blümchen-Zimmer, das Nemo-Zimmer, das König-der-Löwen-Zimmer und so weiter.

Jens hatte schon mehrmals auf Czerny gastiert, alles war ihm vertraut, und man verwöhnte ihn, wo man nur konnte. Er war begeistert vom Spielzimmer, wo das, was zu Hause in der Ecke stand, plötzlich hochinteressant wurde: Parkgaragen, Ritterburgen, Bauernhöfe. Am allermeisten jedoch genoss er meine ungeteilte Aufmerksamkeit. Da seiner Konzentration Grenzen gesetzt waren, wollte er immer wieder dieselben Spiele spielen, dieselben Bücher lesen, dieselben Videos anschauen. Für mich war das alles nur mit sehr viel Kaffee zu ertragen, den ich heimlich über den Balkon in Jens' Zimmer schmuggelte. Denn Essen und Trinken im Patientenzimmer war den Eltern VERBOTEN, und ich hatte bereits feststellen müssen, dass die Czerny-Schwestern diesbezüglich gnadenlos waren. Auch Geschwisterkinder waren auf Czerny VERBOTEN, aber vor der Station, im Foyer, war ein kleiner Aufenthaltsraum, in dem sich die Patienten mit ihren Geschwistern treffen durften. Dort gab es eine Kaffeemaschine und einen Wasserkocher, und Brigitte sorgte dafür, dass die Schubläden stets mit dem Lebensnotwendigsten aufgefüllt waren. Von diesem Raum aus gelangte man über einen langen Balkon zu allen Krankenzimmern, was den Geschwistern die Möglichkeit gab, ab und an bei der kranken Schwester oder dem kranken Bruder ins Zimmer zu schielen. Natürlich war eigentlich auch das strengstens VERBOTEN! Ansonsten machte Czerny auf mich einen sehr hektischen Eindruck. Ständig wurde verschoben, geräumt und umdisponiert. Nicht nur die Betten, sondern auch die Operationspläne. Ich beschloss, das als einen Hinweis auf ein hohes Patientenaufkommen zu werten und mich nicht weiter beunruhigen zu lassen.

Da mindestens zwei Patienten in einem Zimmer untergebracht waren und der »Auslauf« sich im Wesentlichen auf den Gang ins Spielzimmer und zurück beschränkte, war man »auf Station« zwangsläufig auf Tuchfühlung mit anderen Kindern und deren Eltern. An Jens überraschte mich immer wieder, wie sozial er war und wie schnell er Kontakte knüpfte. Auch ich ließ mich auf Gespräche ein, vorausgesetzt man schaute mich nicht von vornherein mit diesem »Was-hat-denn-Ihr-Kind?«-Blick an. Mit den Jahren hatte ich etwas von meiner Toleranz gegenüber der Wissbegierde anderer Mütter eingebüßt, reagierte zwar freundlich, wenn man mich ansprach, suchte aber selten selbst das Gespräch. Es war mir einfach zu anstrengend. Zumal Jens jedes Mal anfing nervtötend zu quengeln, sobald ich mich mit jemand anderem unterhielt. Nun, an seiner Stelle hätte ich es auch nicht toll gefunden, wenn ständig über mich geredet würde. Denn auf Czerny gab es nur ein Thema: »Warum ist Ihr Kind hier, und was wurde bei ihm schon alles gemacht?« Wenn ich auf diese Fragen eine wahrheitsgemäße Antwort gab, ging es den Eltern meistens noch schlechter als vorher. So saß ich mit Jens im Spielzimmer um den roten Tisch, entweder in ein Schwätzchen mit Brigitte verwickelt oder scheinbar völlig vertieft in irgendein Spiel.

Auch auf Czerny war es den Eltern nicht gestattet, in Horizontallage im Zimmer ihrer kranken Kinder zu übernachten. Es gab zwar Liegesessel, die man neben das Bett schieben konnte, aber darauf zu schlafen war alles andere als erholsam. Sie waren bestenfalls eine Lösung für die erste Nacht. Ansonsten gab es die Möglichkeit, auf der Elternetage in einem Nebengebäude der Kinderklinik zu nächtigen, sofern dort ein Bett frei war.

An mein »erstes Mal« auf der Elternetage kann ich mich sehr gut erinnern. Bereits das Schild im klapprigen Fahrstuhl ließ nichts Gutes ahnen: »Baujahr 1956«. Als sich dieser Fahrstuhl dann im vierten Stock öffnete, war mir, als hätte ich eine Zeitreise gemacht. Alles originalgetreu 1956. Ich stand mitten in einem langen, dusteren Gang mit Zimmertüren auf beiden Seiten. Am Ende des Ganges befand sich ein riesiger, karger Aufenthaltsraum, Möbel und Gardinen stilecht. Nur der Fernseher erinnerte daran, dass wir das Jahr 2003 schrieben (oder mindestens das Jahr 1990). Es sah nicht schmutzig oder schmuddelig aus, aber unglaublich trist und abweisend. Wenn man noch nicht depressiv war, hier konnte man es werden. »Ich muss ja nicht im Gang übernachten«, dachte ich und suchte die Tür, die zu der Nummer auf meinem Schlüssel passte. Bei dem Anblick, der sich mir dahinter bot, musste ich schlucken. Auf zwölf Quadratmetern war »Platz« für drei Mütter, zwei im Stockbett, eine im Einzelbett. Dann gab es einen alten Kleiderschrank, ein Waschbecken, einen kleinen Tisch und zwei Stühle. Zwei der Betten waren belegt, das obere Stockbett noch frei. Für mich. Das Zimmer quoll über mit den Habseligkeiten der anderen beiden Bewohnerinnen, so dass mir einstweilen nichts anderes übrig blieb, als meinen Koffer aufs Stockbett zu wuchten.

Die Elternetage beherbergte nicht nur »Herzmütter«, sondern Mütter aus fast allen Abteilungen der Kinderklinik, von denen manche wochenlang, andere nur eine Nacht verweilten. Im Grunde genommen wusste man nie, ob man abends dieselbe Person antreffen würde, die morgens das Zimmer verlassen hatte. Die sanitären Anlagen auf diesem Stockwerk ließen Zweifel zu, ob man sich auf dem Gelände eines Krankenhauses befand. Ich nehme an, 1956 duschten die Menschen einfach nicht so oft wie heute. Damals waren die Wände bestimmt noch nicht schimmelig, die Fliesen noch nicht gesprungen und die Abflüsse nicht so verstopft, dass sie eher den Namen Springbrunnen verdient hätten. Springbrunnen, die äußerst unappetitliche Überreste menschlicher Waschaktionen zutage förderten. Für die 30 potenziellen Bewohner der Elternetage gab es drei Duschen, von denen mindestens eine immer so verkalkt war, dass aus ihr kein Wasser floss. Witzig wurde es, wenn sich ein Vater auf der Elternetage einquartiert hatte und in der morgendlichen Rushhour eine halbe Stunde das Bad blockierte. Auf der Elternetage gab es auch eine große Küche, von der einige Eltern Gebrauch machten, um mithilfe eines leckeren Essens ein wenig Abwechslung in den grauen Klinikalltag zu bringen. Leider gab es 1956 noch keine Spülmaschinen, so dass sich anhand der Reste im Topfinnern und auf den Tellerböden der ungefähre Zeitpunkt des Festmahls unschwer errechnen ließ. Auch deshalb war man froh, wenn man wieder ausziehen durfte. Je eher, desto besser.

Glücklicherweise hatte sich Jens unter Dobutrex auch diesmal wieder stabilisiert. Wir wollten es mit einem Broviac-Katheter versuchen, um Jens und mir ein Warten in der Klinik zu ersparen. Er sollte gelegt werden, sobald eine Lücke im Katheter-Plan frei wurde. Bis es so weit war, vertrieben wir uns die Zeit im Spielzimmer. An einem dieser nicht enden wollenden Nachmittage am roten Tisch trat Daniel in unser Leben. Daniel, der mich dazu zwang, einer erbarmungslosen Wahrheit mitten ins Gesicht zu sehen.

Als ich Daniel den Gang zum Spielzimmer heraufschlurfen sah, musste ich grinsen. Er sah aus wie ein kleiner König mit seinem Tross. Von Weitem schätzte ich ihn auf acht Jahre. Er trug einen blau-weiß gestreiften Frottee-Pyjama, blaue Pantoffeln und schob das Gestänge mit seinen Infusionsflaschen vor sich her, das er zugleich als Stütze nutzte. Sein linker Fuß schien nicht so richtig zu ihm zu gehören, er zeigte nach außen wie der einer Ente und musste hinterhergezogen werden. Die kurzen braunen Haare standen struppig in alle Richtungen. Daniel strahlte über das ganze Gesicht und nickte mal rechts, mal links den Schwestern zu, die ihn im Gang begrüßten: »Hallo, Daniel, machst du einen Ausflug?«, »Na, Daniel, dir geht's ja richtig gut heute!«, »Darfst du endlich wieder ins Spielzimmer, Daniel?« Unmittelbar hinter ihm lief seine Gefolgschaft, ein Mann und eine Frau, die dem Jungen die langen Kabel der Infusionsflaschen hinterhertrug und auf die Kommentare der Schwestern höfliche Antworten bereithielt. Als Daniel die Tür des Spielzimmers endlich erreicht hatte, war er sichtlich aus der Puste, strahlte aber immer noch.

Je näher Daniel kam, desto eindeutiger gefror mein Lächeln. Jetzt, wo er direkt vor mir stand, war ich erschüttert. Dieses Kind war offensichtlich todkrank! Sein Gesicht hatte eine Farbe, wie ich sie noch nie vorher gesehen hatte. Oder besser gesagt: Es hatte *keine* Farbe, war aschgrau. Sein Mund, der so verschmitzt lächeln konnte, war blau. Verstohlen blickte ich zu der Frau, die sicher seine Mutter war. Sie war eine große, schlanke, dunkelhaarige Frau, sehr gepflegt und sehr hübsch, wohl über vierzig. Sie hatte Stil. Und sie wirkte nicht eitel, sondern freundlich distanziert. Man sah ihr an, dass sie nicht darauf aus war, im Spielzimmer Kontakte zu knüpfen. Auch der Mann an ihrer Seite wirkte gepflegt und angenehm. Er hielt sich zurück, während die Frau Daniel am roten Tisch platzierte und ihn betüttelte, genau wie ich das immer bei Jens tat. Daniel wollte Monopoly spielen. Aus den Augenwinkeln beobachtete ich ihn, und mir kam es so vor, als ob hier ein zweiter Jens am Tisch säße, nur eine Nummer größer. Daniel spielte mit Feuereifer und sichtlichem Genuss, aber sein Geist war nicht fähig, dem Spiel zu folgen. Er konnte sich nicht konzentrieren, stützte den Kopf in seine Hände, driftete ab. Er redete abgehackt, in kurzen Sätzen, und schnappte zwischen den Worten nach Luft. Von seiner Mutter forderte er die volle Aufmerksamkeit. Daniel war das Ebenbild von Jens, mit dem Unterschied, dass sein Teint nicht violett sondern grau war!

An diesem Nachmittag wurde mir zum ersten Mal bewusst, wie schlecht es eigentlich um meinen eigenen Sohn bestellt war. Es fiel mir wie Schuppen von den Augen. Als der Besuch im Spielzimmer Daniel sichtlich anzustrengen begann, schlurfte das Trio den Gang entlang zurück ins Zimmer. Am frühen Abend hörte ich Daniel mehrmals geräuschvoll erbrechen, hörte seine Mutter die

Schwestern herbeirufen und deren eilige Schritte durch den Gang. Als ich Czerny spätabends in Richtung Elternquartier verließ, stand die Tür zu Daniels Zimmer offen. Vor seinem Bett im Dämmerlicht saß ein fremder Mann mit dunklen Locken, der leise auf Daniel einredete und ihn mit seiner Hand hin und her schaukelte.

Auch Daniels Mutter war offenbar nicht entgangen, dass unsere Jungen im gleichen Boot saßen. Als wir am nächsten Tag im Spielzimmer ins Gespräch kamen, erzählte sie mir, dass Daniel ebenfalls auf ein Herz wartete. Seit Anfang des Jahres, auf höchster Dringlichkeit. Daniels Mutter hieß Susanne. Den blonden Mann, Bernd, nannte sie liebevoll ihren »Partner«; der Mann mit den schwarzen Locken war Daniels Vater, ihr geschiedener Mann. Auch Daniel war mehrfach operiert worden und hatte wie Jens einen Schlaganfall erlitten. Daher sein Entenfuß. Jens besaß nur die rechte Herzhälfte, Daniel nur die linke. Mit ihr hatte er es immerhin bis zur völligen Kreislauftrennung geschafft. Die letzte OP hatte im vergangenen Sommer stattgefunden und nur wenige Wochen für Hoffnung gesorgt. Danach war es mit Daniel stetig bergab gegangen, so dass man ihn Ende des Jahres hatte listen müssen. Daniel war neun und zeit seines Lebens in Gießen behandelt worden. Er gehörte hier fast schon zum Inventar. Nach diesem ersten Gespräch war mir eines klar: Susanne würde ich nichts zu erklären brauchen, sie wusste bereits ALLES!

DER BROVIAC

Am Morgen des 11. März 2003, vier Tage nachdem Kees Jens in die Klinik gebracht hatte, war die Lücke im Katheter-Plan gefunden: Der Broviac sollte gelegt werden. Der »Chef« wollte das persönlich machen. Jens durfte bis auf Weiteres nichts essen und trinken, was für ihn sicher das geringste Problem darstellte.

Auch in unserem Fall geschah, was ich in Gießen schon oft beobachtet hatte: Die am Morgen festgelegten Zeitpläne für den Katheter-Raum schienen eine Eigendynamik zu entwickeln. Gegen Nachmittag begann ich nachzuhaken. Man vertröstete mich auf die Abendstunden, versicherte jedoch, dass der Professor uns auf jeden Fall noch geplant hatte. Der Eingriff dauere nicht lange und es sei dafür auch nicht viel Sedierung nötig.

Jens wurde an diesem Nachmittag von seiner Lieblingsschwester Barbara versorgt. Er hatte Barbara ein Jahr zuvor bei seinem allerersten Aufenthalt auf Czerny kennen und lieben gelernt. Jens war wegen Herzrhythmusstörungen aufgenommen worden und hatte sich in der Klinik einen Magen-Darm-Virus eingefangen, der seine Entlassung hinauszögerte. In einer Nacht, in der es ihm besonders schlecht ging, klingelte man mich aus der Elternetage herüber. Auf Czerny gab es nur zwei Nachtschwestern, die alle Hände voll zu tun hatten, und bei einer Magen-Darm-Invasion, die ja typischerweise nicht nur ein Kind heimsucht, auf die Unterstützung der Mütter angewiesen waren. Als ich in Jens' Zimmer kam, war eine der Schwestern damit beschäftigt, das Bett frisch zu machen, während Jens, noch etwas »bekleckert«, auf Barbaras Schoß saß und vor Lachen gluckste. Barbara war gerade dabei, ihm mit viel »Xing« und »Ping« Chinesisch beizubringen. Sie habe das auf der Universität gelernt, erzählte sie ihm. Barbara war Mitte zwanzig, hatte einen langen Pferdeschwanz, eine Brille und vielleicht ein paar Pfund zu viel auf den Rippen. Jedes Mal, wenn sie »pling« machte, fasste Jens ihr an die Nase und amüsierte sich königlich über das Geräusch, das dabei herauskam. Die zwei müssen in dieser Nacht wohl einen Pakt geschlossen haben, denn Jens beharrte noch jahrelang darauf, dass Barbara seine Lieblingsschwester auf Czerny war, auch als sie sich schon lange nach China abgesetzt hatte.

Es war 19 Uhr, als wir die Nachricht bekamen, dass Jens zum Broviac antreten könne. Das Katheter-Labor befand sich im Erdgeschoss der Kinderklinik. Barbara ließ Jens einen Zaubersaft trinken, der ihn noch mehr über ihre Witze kichern ließ. Dann machten wir uns zu dritt auf den Weg nach unten. Wir hatten Jens' Bett gerade durch die Glastür in den Katheter-Labor-Bereich geschoben, als Professor Leon uns beschwingten Schrittes aus der anderen Richtung entgegenkam. Er begrüßte Jens in bester Laune, mit viel Trara und »Fuzzi-Puzzi«, der ihm eigenen kindlichen Geheimsprache.

Die Assistentin im Katheter-Raum schaute reichlich verdutzt, als sie uns sah, denn sie hatte sich ihrer grünen Uniform schon entledigt. Der »Chef« beschwichtigte sie mit nonchalanter Geste, indem er ihr kameradschaftlich seinen Arm um die Schultern legte und sie zielstrebig an ihren Arbeitsplatz zurückschob: »Ach, Frau Kling, so einen kleinen Broviac können wir doch noch zusammen legen. Mit Ihnen mach ich das doch so gern!« Dieses Spiel beherrschte er perfekt: Selbst im unpassendsten Moment bekam er immer, was er wollte, ohne dass man ihm dabei böse sein konnte. Er winkte uns herein und rief mir zu: »Kommen Sie, zieh'n Sie sich den grünen Kittel über und bleiben Sie da, bis der Junge richtig schläft!« Normalerweise war es den Eltern VERBOTEN das Katheter-Labor zu betreten. Aber zu fortgeschrittener Abendstunde sah das wohl keiner mehr so eng. Mir konnte das nur recht sein.

Professor Leon flirtete noch einen kurzen Augenblick mit Jens, während er ihm das Betäubungsmittel spritzte und kurz darauf feststellte: »Jetzt ist er weg.« Ich nutzte die Gelegenheit, den »Chef« zu fragen, was genau er jetzt überhaupt vorhatte. Er zeigte mir die Stelle auf der Brust, an der er einen Schlauch mit dem Durchmesser eines Elektrokabels einführen, ihn in eine der großen Herzvenen schieben und dort fixieren wollte. »Da können wir dann alles durchlaufen lassen, und es kommt direkt dahin, wo es hin soll. Aber jetzt gehen Sie mal und lassen Sie mich machen, bevor Ihr Sohn wieder wach wird! In einer halben Stunde haben Sie ihn wieder.« Bei Katheter-Eingriffen wurden die Kinder nicht maschinell beatmet. Es war deshalb wichtig, sie tief genug schlafen zu legen, dass sie vom Eingriff nichts mitbekommen, andererseits aber nicht so tief zu sedieren, dass sie das Atmen vergaßen. Obwohl ich mich ein wenig wunderte über diese Broviac-Nacht-und-Nebel-Aktion, musste ich Professor Leon zugute halten, dass er der erste Arzt war, der Jens lachend in den Schlaf gezaubert hatte. Das gab mir ein gutes Gefühl.

*

Ich warte auf Czerny. Bald sehe ich einen Arzt in grüner Uniform, der mir bis dahin noch nicht begegnet ist, das Bett von Jens den Gang hochschieben. Schwester Barbara läuft nebenher und drückt Jens eine tragbare Sauerstoffmaske aufs Gesicht. Die beiden schieben Jens ins Zimmer. Es muss gegen 20.30 Uhr sein, kurz vor Barbaras Dienstschluss und dem Schichtwechsel der Krankenschwestern, die sich zur Übergabe bereits im Schwesternzimmer versammelt haben. Jens ist noch nicht wach.

Nachdem Jens' Bett an seinen Platz geschoben ist, betrete ich das Zimmer. Der Arzt zieht die Bettdecke zurück, um sich die Lage des Broviacs anzusehen und Jens abzuhören. Bis auf seine Windel ist Jens nackt, Ich stelle mich neben meinen Sohn. »Ist alles gut gegangen?« – »Ja, nur die Sedierung war etwas problematisch. Jens' Herzfunktion ist so schwach, dass man gut aufpassen muss, wie weit man seinen Kreislauf herunterfährt.« Dr. Kerner scheint ein freundlicher und gewissenhafter Mann zu sein. »Wie ist dieser Broviac denn da reingemacht und für was ist er gut?«, frage ich ihn, obwohl Professor Leon mir das bereits erklärt hat. Ich will sichergehen dass der neue Arzt sein Handwerk versteht.

Dr. Kerner setzt das Stethoskop ab und zeigt mit dem Finger auf die Einstichstelle zwischen Jens' Brustwarzen. Dort klafft ein zentimetergroßes Loch, aus dem ein dicker weißer Schlauch herausragt. »Der Katheter liegt direkt dem Herzen auf. Dadurch werden in Zukunft alle Medikamente und die parenterale Ernährung für Jens laufen.« Während er mir das erklärt, stehen wir beide über Jens gebeugt und schauen auf die Einstichstelle. Inzwischen hat Barbara Jens die Sauerstoffbrille angelegt. Sie dreht das Rädchen am Sauerstofftank. Zzzisch macht es, ein Luftstoß wie bei einem Fahrradventil. Das Zischen zieht meinen Blick nach oben. Ich stutze. Etwas stimmt nicht. »Ähm, Herr Doktor, schauen Sie mal, Jens‘ Halsschlagader bewegt sich nicht mehr. Normalerweise zuckt die bei Jens immer ganz stark.« Dr. Kerner schaut auf die Halsschlagader, steckt sein Stethoskop in die Ohren und setzt es auf Jens‘ Herz. Hört konzentriert.

»Barbara, die Elektroden anschließen, schnell!«

Mit zittrigen Fingern klebt Barbara die Elektroden und brüllt: »Zimmer 6!«

Eine Schwester stürzt zu Jens ins Zimmer, eine andere zum Stationstelefon im Flur und verständigt die Intensivstation. Dr. Kerner macht sich über Jens zu schaffen. Die Stationsärzte von Czerny in ihren weißen Kitteln eilen herbei. Barbara rennt den Flur hinunter, um die Notfallmedikamente zu holen.

Wie in Trance setze ich mich auf eine schmale Bank im Flur, gegenüber von Jens‘ Zimmer. Ich lehne den Kopf an die Wand und starre vor mich hin. Die Tür steht offen, aber ich nehme nichts wahr. Ich bin im Nebel. Aus den Augenwinkeln bemerke ich, wie zwei oder drei rot uniformierte Intensivärzte den Flur heraufgerannt kommen.

Ein junger Intensivarzt setzt sich neben mich auf die Bank. Sehr jung. Er schaut mich an: »Wie fühlen Sie sich?« – »Ich bin o.k.« Er blickt zweifelnd. »Nein, wirklich, ich bin o.k. Ich kenne das.« Nach einer Weile des Schweigens sage ich: »Wieso muss ich einem Arzt sagen, dass Jens’ Halsschlagader sich nicht mehr bewegt?« Der junge Arzt schaut mich nur an und sagt: »Ja.«

Was soll er auch sonst sagen? Auf meine Frage gibt es keine eindeutige Antwort.

Die Intensivärzte schieben Jens’ Bett aus dem Zimmer. »Ich muss jetzt mit Jens nach oben«, sagt der junge Arzt zu mir. »Ich werde eine der Schwestern bitten, sich um Sie zu kümmern, o.k?« – »O.k.«

Während die Intensivärzte mit Jens Richtung Fahrstuhl hasten und ich mit starrem Blick auf dieser Bank sitze, kommen die Mutter und der kleine Junge, der mit Jens das Zimmer teilt, auf mich zu. »Ist was mit Jens?« Mit einem »Ach …« und einer Hand, die nur abwinkt, stehe ich auf, laufe ein Stück den Flur entlang und lehne meine Stirn gegen die Wand.

Es ist aus, aus und vorbei. Das war's, finished, finito. Wegen eines verdammten Broviac-Katheters! Eine der Stationsschwestern, die ich gut kenne, legt mir ihren Arm um die Schultern. Was sagt sie? Vielleicht: »Mein Gott, wie müssen Sie sich jetzt bloß fühlen?« Oder: »Es tut mir so leid für Sie. Kann ich irgendwas für Sie tun?« Aber es kommt nicht darauf an, was sie sagt. Es kommt darauf an, dass sie überhaupt den Mut hat, etwas zu sagen. Dass sie sich nicht abschrecken lässt von dem unerträglichen Schmerz, der ihr entgegenschlägt.

Vom hinteren Ende des Ganges sehe ich Professor Leon auf Jens' Zimmer zurennen. Er ist bereits in Zivil, Jeans und Pulli: »Wo ist er?« – »Auf Intensiv«, sagt die Schwester. Professor Leon sieht blass aus. Ernst, mitgenommen. So habe ich ihn noch nie gesehen. »Kommen Sie mit.« Wir laufen zum Fahrstuhl. Als der Fahrstuhl nach oben fährt, bin ich noch immer in einem sprachlosen Schockzustand, während der Professor in einem fort redet: »Scheiße, wie konnte das passieren? Er war doch o.k., als ich ihn hochgeschickt habe! Verdammt, mit so einem Herzen überlebt er nicht noch eine Reanimation. Wenn er bloß nicht ans Kunstherz muss. Das Kunstherz ist scheiße, absolut scheiße! Kindern wie Jens geht es so dreckig am Kunstherz. Das hat er nicht verdient, das hat er wirklich nicht verdient!« Keine Botschaften für sensible Elternohren. Vielleicht sagt der Professor das alles auch mehr zu sich selbst; aber es zeigt mir, dass er zu Gefühlen fähig ist. Und dass er mir eine gewisse medizinische Kompetenz zutraut. Es ist das erste Mal in meinem Leben, dass ich das Gefühl habe, mich mit dem Mediziner, der neben mir steht, auf einer Wellenlänge zu befinden. Etwas zu teilen, was uns beide gleichermaßen betrifft. Betroffen macht.

Jens ist bereits im großen Zimmer der Intensivstation installiert. Ein Pulk von Ärzten und Schwestern steht um sein Bett. Ohne einen Gedanken an Kittel- und Desinfektionsvorschriften zu verschwenden, steuert Professor Leon auf Jens' Bett zu und erfragt das Nötigste. Kurz, prägnant, effizient. Jens liegt noch immer regungslos da, die Augen geschlossen. Ich bin nicht fähig zu beurteilen, wie es in diesem Moment um ihn steht. Doch die Worte des Professors sind eindeutig: »Wir müssen ihn holen! Er darf uns nicht wegdriften! Wo ist die Mutter? Lasst die Mutter vor, sie ist die Einzige, die ihn zurückholen kann!« Er schiebt mich zu Jens. Ich beuge mich über meinen Sohn und streichle sein Gesicht. Rede leise mit ihm. Wie oft habe ich schon so gestanden? Über mein Gesicht laufen Tränen. Jens macht die Augen auf und schaut mich an, von ganz weit her.

»Sie hat ihn!«

Während ich Jens weiter streichle und ihm, so gut es geht, zulächle, gibt der Professor den Ärzten weitere Anweisungen. Er steht immer noch neben mir. Wir schauen Jens an. »Mein Gott, was für eine Odyssee haben Sie mit diesem Kind schon hinter sich gebracht«, sagt er nachdenklich. Ich kann mich jetzt nicht mehr beherrschen, heule hemmungslos.

MIT DEM RÜCKEN ZUR WAND

Auf der Intensivstation hatten zwei Ärzte Nachtdienst. Zwar bestand keine akute Lebensgefahr mehr für Jens, aber sein Zustand hätte jederzeit kippen können, und eine zweite Reanimation hätte er nicht überlebt. Das war Fakt. Die medizinischen Möglichkeiten waren bis aufs Äußerste ausgereizt. Und so paradox es klingen mag: Dieser Broviac, der Jens beinahe das Leben gekostet hätte, hatte es ihm zugleich gerettet. Hätte man all die Notfallmedikamente über einen gewöhnlichen Infusionsschlauch laufen lassen müssen, hätten sie nie so schnell und effektiv wirken können. Was jetzt auf keinen Fall passieren durfte, waren Herzrhythmusstörungen. Also das Vorhofflattern, das Jens im vergangenen Jahr immer wieder gezeigt hatte. Das wäre einem Veitstanz gleichgekommen, mit dem sich der Herzmuskel innerhalb kürzester Zeit zu Tode gezuckt hätte. Denn diesmal hätte das Flattern nicht, wie die letzten Male, durch einen Elektroschock gestoppt werden können. Jens' Herz hätte kein »Bügeleisen« mehr verkraftet. Alles hing jetzt vom Herzschrittmacher ab.

Gab es nachts Patienten wie Jens, wurde der Hintergrunddienst einbestellt, einer der kinderkardiologischen Oberärzte, die sich abwechselnd für solche Fälle bereithalten mussten. In dieser Nacht hatte die Herzschrittmacher-Expertin, Dr. Glöckner, Dienst. Eine zierliche Frau mit sehr kurzen, schwarzen Haaren, die auf mich immer etwas gedankenverloren wirkte; man sah sie selten lächeln, wenn man ihr im Flur über den Weg lief. Lernte man sie näher kennen, stellte man fest, dass sie eine liebe Person war. Sie konnte sehr direkt sein. Sie erzählte ohne Umschweife, was Sache war. Bei ihr wusste man, woran man war, ob man wollte oder nicht. Ein Profi.

Dr. Glöckner klebte eine Unmenge Elektroden auf Jens' Bauch und schloss das Schrittmacher-Testgerät an. Über dieses Gerät fragte sie den Herzrhythmus ab und unterstützte Jens' Herz durch entsprechende Programmierung seines Schrittmachers. Stunde um Stunde um Stunde. Zwischendurch hörte sie Jens ab, kontrollierte die Medikamente und tat sicher noch viele andere Dinge, von denen ich keinen Schimmer hatte. »Wenn er jetzt bloß nicht wieder das Flattern anfängt!«, hörte ich sie immer wieder sagen. Jens schien sich die ganze Nacht über in einem Dämmerzustand zu befinden, in dem er zwischen Diesseits und Jenseits hin und her driftete. Jens' Blase wurde voller und voller, sie war bald hart wie ein Stein, weil er sich weigerte, sie zu entleeren. Ich kannte diese Anspannung in ihm. Ich bat eine der Schwestern, mir warme Kirschkernsäckchen zu bringen, die ich ihm auf den Bauch legte. Ich massierte seinen Bauch, stundenlang, bis sich seine Muskeln endlich entspannen und er losließ. Ein Springbrunnen ergoss sich über uns. Wir mussten lachen. »Macht nichts. Urin ist steril, wenn er rauskommt«, meinte die Oberärztin. Es tut gut, wenn es in so einer Nacht irgendetwas gibt, worüber man lachen kann.

Dr. Glöckner zeigte sich besorgt über Jens' Puls, der immer schneller wurde: 130, 140, 150. »Es ist typisch für Jens, dass sein Puls so schnell wird, wenn er Fieber bekommt«, sagte ich. »Können wir vielleicht Fieber messen?« Eine zaghafte Bitte an die Intensivschwester. Sie fühlte Jens' Stirn. »Der hat kein Fieber, der fühlt sich ganz kühl an!« – »Es ist typisch für Jens, dass er sich im Fieberanstieg kalt anfühlt. Er kann innerhalb von zehn Minuten auf 41 Grad hochschießen und dabei immer noch eiskalt sein.« Die Schwester reagierte nicht. Ich war beunruhigt, verkniff mir jedoch die ausdrückliche Bitte nach einem Fieberthermometer. Pulsschlag 160.

»Ich will jetzt Fieber messen! – Sofort!« Fast 41 Grad. »Wenn es noch weiter steigt, kriegt er einen Fieberkrampf. Zu Hause gebe ich ihm Novalgin, das wirkt am schnellsten. Und vorsorglich Valium.« Ich hatte keine Ahnung, ob diese Medikamente auch in der jetzigen Situation geeignet waren, aber ich hatte mir über die Jahre angewöhnt, einfach zu sagen, was ich wusste, egal ob es Sinn machte oder nicht. Zum Teufel mit dem Schamgefühl. Selbst wenn 99 meiner Vorschläge idiotisch waren, solange der hundertste den entscheidenden Hinweis gab, hatte es sich gelohnt.

»Novalgin ist gut«, meinte die Oberärztin.

*

In dieser denkwürdigen Nacht fühlte ich mich in meiner Karriere als Mutter von Jens zum ersten Mal wie ein »medizinisch notwendiges« Mitglied eines Teams. Ein völlig neues Gefühl. Oft hatte man mir bislang den Eindruck vermittelt, eine Begleiterscheinung von Jens zu sein, oder gar ein Störfaktor. Eigentlich traurig. Vieles war traurig in dieser Nacht. Und trotzdem: So traurig der Anlass unserer nächtlichen Zusammenkunft auch gewesen sein mag, für mich war sie geprägt von großer Menschlichkeit. Ich hatte gespürt, dass Jens den Menschen, die ihn hier im Krankenhaus kannten, sehr wichtig war. Nicht nur unter dem medizinischen Aspekt.

Langsam stellte sich die morgendliche Betriebsamkeit auf der Intensivstation ein. Mit der Ankunft der Dienstärzte hatte Dr. Glöckner erschöpft das Feld verlassen. Mehrmals in dieser Nacht hatte sie das Kunstherz erwähnt. Bevor sie ging, erinnerte sie mich daran, dass sie von mir und Kees eine schriftliche Einverständniserklärung für das Kunstherz brauche. Für den Ernstfall. »Wir müssen uns sobald wie möglich unterhalten«, sagte sie zur Verabschiedung.

Ich saß immer noch neben Jens, es war vielleicht 7.30 Uhr. Eine burschikose blonde Frau kam auf mich zu. Ich kannte diese Frau nicht; schließlich hatte ich die Gießener Intensivstation noch nie von innen gesehen. Sie sagte weder »Guten Morgen« zu mir, noch warf sie einen Blick auf Jens. Ich nahm an, dass die Ärzte sich gleich zur Visite im großen Zimmer treffen wollten. »Würden Sie bitte das Zimmer verlassen?«, forderte die Blonde mich auf. »Ich möchte gerne bei meinem Sohn bleiben«, erklärte ich ihr. »Wir machen jetzt Übergabe, Sie können nicht hierbleiben.« – »Nach dieser Nacht werde ich meinen Sohn keine Sekunde mehr aus den Augen lassen! Ich bleibe hier.« Es war das erste Mal, dass ich mich offiziell und in ziemlich aggressivem Tonfall einer Klinikregel widersetzte. »Auf der Intensivstation gibt es feste Besuchszeiten, und früher durften die Eltern hier überhaupt nicht rein! Also befolgen Sie bitte die Regeln! Wir wollen jetzt Übergabe machen.« Wenn ich den Klinikalltag nicht bereits gewohnt gewesen und mich eines Besseren besonnen hätte, hätte diese Episode unser Verhältnis vergiften können, noch ehe es begonnen hatte. Ich musste an England denken.

Irgendwann zwischen dem vorangegangenen Abend und dem nächsten Morgen musste ich wohl Kees angerufen haben. Irgendwann im Laufe des Vormittags kam er zu dem Gespräch, um das uns Dr. Glöckner gebeten hatte. In der Teeküche der Intensivstation wirkte die Oberärztin zwar immer noch müde. Doch Frau Glöckner war eine starke Frau. Hatte man absichtlich sie vorgeschickt, um dieses Gespräch mit uns zu führen?

»Ihr Junge steht mit dem Rücken zur Wand. Sein Herz ist am Ende. Wir mussten Medikamente einsetzen, die wir nur sehr ungern benutzen. Denn von diesen Medikamenten wird Ihr Sohn nicht mehr loskommen. Wir haben zwei Wochen, höchstens drei. So etwas wie gestern kann jederzeit wieder passieren. Dann müssen wir uns entscheiden, ob wir das Kunstherz wollen. Das Kunstherz funktioniert so ähnlich wie eine Herz-Lungen-Maschine. Was die für Komplikationen machen kann, wissen Sie ja. Das Blut muss so hochgradig verdünnt sein, dass es praktisch an jeder Stelle im Körper zu Blutungen kommen kann. Auch im Gehirn. Jens wird wahnsinnig viele Bluttransfusionen brauchen, weil auch die Stelle rund ums Herz bluten wird. Die Chirurgen werden ihn ständig auf- und zumachen müssen, um das Blut auszuräumen. Und man weiß nicht, wie lange sich das alles hinziehen wird. Sie müssen sich gut überlegen, ob Sie das für Ihr Kind wollen.«

Wie soll man darauf reagieren? Hier ging es nicht mehr um Medizin, hier ging es um Ethik. Wie weit darf man gehen, was ist noch »anständig«, was nicht mehr vertretbar? Wie viel darf man zulassen, um einen Menschen zu behalten? Andererseits, darf man ihm eine reale Chance vorenthalten? Wenn dieser Mensch das alles mit schweren Behinderungen überlebt, wäre man dann vorbehaltlos bereit, auf vieles zu verzichten, um ihn für den Rest seines Lebens zu lieben und zu pflegen? Wie um alles in der Welt soll man diese Fragen beantworten? Und wer gibt uns die Befugnis, ein solches Urteil zu fällen über das Leben eines anderen?

Es ist gut, dass sich Dinge manchmal ganz ohne unser eigenes Zutun ergeben. Einfach so.

*

Jens wurde im Laufe des Tages auf die Station Czerny zurückverlegt, was wahrscheinlich auch mit Platzmangel »auf Intensiv« zu tun hatte. Er kam wieder auf sein altes Zimmer, zu demselben kleinen Jungen, mit dem er zuvor so schön gespielt hatte. Jens war kaum ansprechbar, dämmerte vor sich hin und reagierte verzögert auf alle Zeichen seiner Umwelt. Er war zu schwach zum Sprechen, flüsterte nur leise, sein Blick schweifte ab. Die ganze rechte Körperhälfte schien nicht mehr reagieren zu wollen. Ich spürte die Betroffenheit im Raum. Der kleine Blondschopf, der tags zuvor noch vergnügt im Spielzimmer gesessen hatte, jetzt kämpfte er um sein Leben! Für die Mutter des kleinen Jungen war das alles kaum erträglich. Sie tat mir leid. Ich durfte jetzt nicht die Nerven verlieren, auch ihr zuliebe. Brigitte aus dem Spielzimmer setzte sich neben Jens und versuchte, ihn aufzumuntern. Man sah ihr an, dass auch sie mit den Tränen zu kämpfen hatte. Jens war ihr dankbar. Er versuchte, sie anzulächeln.

Für die Schwestern auf Czerny muss es der absolute Horror gewesen sein, Jens in diesem Zustand zu versorgen. Sie wussten genau, dass sie jedes Mal, wenn sie ihn anfassten, die nächste Katastrophe hätten auslösen können. Durch den Broviac liefen zehn Infusionen gleichzeitig – Medikamente, die sonst nie auf Czerny zum Einsatz kamen: vier verschiedene Herzmedikamente, Blutverdünner, Diuretika zur Entwässerung, mehrere Antibiotika, die parenterale Ernährung. Es bestand der Verdacht, dass Jens' Gehirn durch den Atemstillstand Schaden davongetragen hatte, dass es zu Blutungen oder einem Schlaganfall gekommen sein könnte. Er benötigte Medikamente, um epileptischen Anfällen vorzubeugen. Seine Niere drohte zu versagen. Seine Leber war den Anforderungen, diese ganzen Gifte wieder abzubauen, kaum mehr gewachsen. Bei alldem musste auf penibelste Hygiene geachtet werden, denn jeder menschliche Kontakt mit den Verschlüssen der Infusionen und der Einstichstelle des Broviac bedeutete für Jens eine mögliche Konfrontation mit den Krankenhauskeimen. Multiresistenten Staphylokokkenstämmen, die schwere Lungenentzündungen hervorriefen und gegen die kaum ein gängiges Antibiotikum noch etwas ausrichten konnte. Dies alles fiel unter den Begriff »drohendes Multiorganversagen«. Keiner im Zimmer von Jens wagte es auszusprechen – aber wir wussten alle, dass sein Leben an einem seidenen Faden hing.

Kees war nach Hause gefahren. Er hatte einen Job, der uns versorgen musste, und er hatte Jodie und Pauline, die abends auf ihn warteten. Ich befand mich wieder in diesem Vakuum, diesem luftleeren Raum, in dem ich kaum ansprechbar war und funktionierte wie ein Automat, die Gedanken völlig abgetrennt von den Handlungen. Eigentlich hätte ich am folgenden Morgen eine Rede für den Bundesverband Herzkranke Kinder halten sollen. Vor der Bundesfamilienministerin. Thema Pflegeversicherung und die Tatsache, dass ein medizinischer Gutachter uns gnadenlos aus dem System gekickt hatte, indem er der Krankenkasse vorgerechnet hatte, dass der tägliche Pflegeaufwand für Jens lediglich eine Minute über dem für ein gesundes, gleichaltriges Kind lag. Eine Minute. Was ist eine Minute? Wie viele Minuten hat ein Leben, Jens' Leben? Die Ministerin schickte eine Vertretung, meine Rede wurde von jemand anderem vorgelesen, und am Ende legte man eine Schweigeminute für Jens ein.

Ich wagte nicht, mir vorzustellen, dass Jens überleben würde. Die Hoffnung schien mir so gering, alles schien aussichtslos. Ich stellte mich auf seinen Tod ein. Genau wie vor vier Jahren, als im Kosovo der Krieg ausbrach. Fast auf den Tag genau. »Aber noch ist er ja nicht tot. Vielleicht schafft er es doch, das Ruder noch einmal herumzureißen, so wie nach seiner Geburt, so wie jedes Mal.« Ich dachte diesen Gedanken, nur um ihn sogleich wieder zu verwerfen. Nein, darauf durfte ich nicht hoffen. Das war zu viel verlangt.

In diesen Tagen machte ich mir zum ersten Mal ganz konkret Gedanken darüber, wo Jens begraben werden sollte. Weder Kees noch ich betrachteten die Gegend, in der wir zu jener Zeit wohnten, als unsere Heimat. Kees hätte jederzeit beruflich ins Ausland versetzt werden können. Es bestand die Möglichkeit, nach Holland zu ziehen. Ich hatte keinerlei Bezug zu den Kirchen unserer Gemeinde. Aus der katholischen Kirche war ich schon lange ausgetreten. Ich wollte Jens nach seinem Tod nicht allein lassen in einer x-beliebigen Gemeinde, auf einem x-beliebigen, hässlichen Friedhof. Das hatte er nicht verdient, das hätte ich nicht übers Herz gebracht. Es gab für mich nur einen Ort, wo ich Jens nach seinem Tod sehen wollte: neben Julius. In dem kleinen Dorf im Odenwald, auf einem Hügel ganz nah bei der Sonne, neben einer kleinen, weißen Kirche. Im Schatten von Bäumen, die sich über sein Grab beugten. So wäre er nie allein gewesen, egal, was das Leben uns oder den Eltern von Julius noch beschert hätte. Es ist seltsam – ich hatte mich nie um das

Grab meiner Eltern gekümmert, war immer der Meinung gewesen: Tot ist tot. Und nach spätestens zehn Jahren ist alles verrottet. Ich glaubte immer, es sei wichtiger, die Verstorbenen im Herzen zu tragen, wo immer man hinging, als ihnen einen festen Platz auf einem Friedhof zu geben. Bei Jens jedoch hatte ich ein ganz starkes Bedürfnis zu wissen, dass er auch nach seinem Tod gut aufgehoben sein würde.

Immer wieder blitzte dieser Hoffnungsschimmer auf: »Aber noch ist er ja nicht tot, vielleicht …«

BEGEGNUNG MIT DEM TOD

Was ist das eigentlich, der Tod? Hätte Jens' Tod mein Leben zerstört? Für ihn, da war ich mir sicher, hätte er nichts Schlimmes bedeutet. Es würde ihm danach entweder besser gehen, oder er würde überhaupt nichts mehr fühlen. Es war mir wichtig, dass Jens nicht alleine würde sterben müssen. Dass ich, oder irgendjemand sonst, der ihn liebte, in den letzten Minuten bei ihm sein konnte. Die Medizin würde dazu fähig sein, ihm alle Schmerzen zu nehmen, doch die Angst konnte ihm nur jemand nehmen, der ihn liebte und bereit war, ihn loszulassen. Ich hätte den Gedanken nicht ertragen, dass Jens in seinen letzten Minuten womöglich Angst gehabt hätte. Obwohl er auch davon hinterher nichts mehr gewusst hätte. Ich habe nie daran geglaubt, dass unsere Seelen im Himmel in Reih und Glied nebeneinandersitzen und auf die Erde hinunterschauen. Wie wichtig nahmen wir uns eigentlich, was bildeten wir uns ein? Dass unsere individuellen Seelen für immer und ewig gebraucht würden?

Meine Töchter wussten inzwischen, was Sterben bedeutete. Einmal hatten sie mich gefragt, ob denn der Himmel nicht schon überfüllt sei, wenn alle Gestorbenen da oben säßen. Ich hatte den beiden nie gesagt, wie es wirklich um Jens stand, aber mir war wichtig, dass sie mit dem Thema Tod umgehen lernten. »Mama, wo geht denn Jens' Seele hin, wenn sein Sarg in der Erde verbuddelt ist? Sie kann doch da nicht eingeschlossen bleiben, das ist ja furchtbar dunkel!« – »Die Seele von Jens, die ist wie ein unsichtbarer kleiner Schmetterling. Die fliegt aus seinem Körper raus, wenn sein Herz aufgehört hat zu schlagen. Wenn sein Körper im Sarg liegt, ist sie schon lange weg. Der Körper war nur ihr Erdenkleid. Irgendwann werden ihn die Tiere, die im Boden leben, aufgefuttert haben und dann wachsen aus ihm schöne Blumen, die wir uns auf seinem Grab anschauen können.« Jodie und Pauline waren Waldkinder, im Gegensatz zu mir hatten sie nie ein Problem mit Regenwürmern und Maden. »Wo fliegt denn dieser Schmetterling hin?« – »Die Schmetterlinge, das sind die kleinen Schutzengel. Sie suchen sich ein Kind auf der Erde, das sie beschützen können. Auch ihr habt so einen Schutzengel. Wenn ihr zum Beispiel hingefallen seid, genau neben einen großen, spitzen Stein, der euch sehr wehgetan hätte, dann hat euch euer Schutzengel einen winzig kleinen Schubs gegeben.«

Während ich so redete, erinnerte ich mich an ein Bild mit einem Engel, das neben dem Bett meiner Mutter hing. Ich hatte es als kleines Mädchen gerne betrachtet, wenn ich in den frühen Morgenstunden zu ihr ins Bett gekrochen kam. »Das ist ein Schutzengel«, hatte sie mir einmal ins Ohr geflüstert. Ich mochte diese Vorstellung, doch solche Gespräche mit meinen Töchtern waren eine Tortur für mich. Sie kosteten unglaublich viel Beherrschung. Ich wollte, dass meine Töchter ein Bild in ihren Köpfen hatten, an dem sie sich festhalten konnten, eine sichere Zuflucht. Ich versuchte, ihre Fragen zu beantworten, und war froh, dass sie in ihrem Alter noch nicht allzu viele hatten. Ich ging davon aus, dass Zwillinge den Verlust eines Geschwisters relativ gut verschmerzen würden, vorausgesetzt sie fanden in ihrer Umwelt genug Halt. Was Jens' Tod für Kees bedeutet hätte? Ich hatte keine Ahnung. In seine Seele konnte ich nicht hineinschauen, obwohl wir jahrelang Seite an Seite gelebt hatten. Ich hatte nie die Notwendigkeit dazu gesehen. Für mich war Kees wie ein Fels in der Brandung, so stark, dass die Dinge an ihm abprallten. Wie erschreckend wenig ich doch von ihm wusste!

Und ich? Ich wusste, dass Jens' Tod unendlich schmerzvoll sein würde. Viel schmerzvoller noch als der Tod meiner Mutter. Aber gerade durch den Tod meiner Mutter wusste ich, dass die Zeit alle Wunden heilt und irgendwann an die Stelle der Trauer Erinnerung tritt. Es würde viele Jahre dauern, aber irgendwann würde man den Rucksack am Wegesrand stehen lassen und ohne ihn weitergehen. Ich wollte uns Menschen als Teile eines unendlichen Kreislaufs sehen, in dem unaufhörlich Altes stirbt und Neues geboren wird und das Neue immer wieder aus dem Alten hervorgeht. Einen Kreislauf, bei dem es keinen Anfang gibt, aber auch kein Ende. Ich bemühte mich, Jens nicht als Individuum zu sehen, sondern als Teil eines Universums, zu dem wir letztendlich alle gehörten.

Mit dieser Philosophie konnte ich leben. In der Zwischenzeit konnte ich nichts anderes tun, als bei ihm zu sein.

*

Lieber Herr Professor Leon,
vor gar nicht langer Zeit haben Sie mich in der einzigen Mail, die ich jemals von Ihnen bekommen habe, aufgefordert, ein Buch über den »unfreiwilligen Eckpfeiler meines Lebens« zu schreiben. Ich solle darin meinen Gedanken freien Lauf lassen und keine meiner Intimitäten auslassen. »Was soll Ihnen eigentlich noch passieren, eigentlich nichts. Sie haben die Essenzen des

Lebens erfahren müssen, Sie können anfangen egoistisch zu werden.« Ja, da haben Sie wohl recht.
Wenn Jens' Geschichte nicht erzählt würde, hätte er all seine Schmerzen umsonst ertragen. Schon lange hatte ich vor, sie aufzuschreiben, und schon oft habe ich den Stift dazu angesetzt. Aber die Emotionen, die dabei immer wieder hochkamen, waren zu stark, und die Tränen ließen die Zeilen vor meinen Augen verschwimmen. Es ist jetzt einige Jahre her, dass wir zusammen an Jens' Bett standen. Wenn Sie mich auffordern, keine meiner Intimitäten auszulassen, dann muss ich Ihnen sagen, dass dies der intimste aller Momente war. Weil er die Dinge auf das Wesentliche reduzierte und uns zwang, der Wahrheit ins Gesicht zu sehen. In diesem Moment gab es nichts, was uns von dieser Wahrheit hätte ablenken können: dass es nicht in unserer Macht steht, über Leben und Tod zu entscheiden. Niemals, in keiner Sekunde, egal wie sehr wir uns darum bemühen, egal wie viele Vorkehrungen wir treffen. Wir waren dabei, all das zu verlieren, wofür wir jahrelang gekämpft hatten. Was haben Sie gefühlt in diesem Moment? Ich habe Sie danach gefragt, Sie haben mir nie darauf geantwortet. Vielleicht ist das auch gar nicht nötig. Denn durch Ihr »Lassen Sie die Mutter vor!« haben Sie symbolisch das Zepter an mich übergeben. Das ist für mich die größte Geste der Anerkennung, die mir jemals einer von Jens' Ärzten entgegengebracht hat. Sie hat mir gezeigt, dass nichts, was ich für Jens getan habe, umsonst gewesen ist. Ärzte zeigen keine Emotionen. Aber ich kann einfach nicht glauben, dass Ärzte keine Emotionen haben sollen! Wie schaffen Sie das? Wann weinen Sie um die Kinder, die Sie verlieren? Auch auf diese Fragen werden Sie mir keine Antwort geben. Vielleicht ist das ja

die einzige Möglichkeit für Sie, sich nicht mit hinunterreißen zu lassen in das tiefe Tal. Ich denke, Sie brauchen diese Distanz. Sie ist Ihr Schutzpanzer. Zu verlangen, dass Sie diesen Panzer ablegen, wäre mit Ihrem Job nicht vereinbar. Vielleicht gelingt es Ihnen sogar, Ihren Blick ausschließlich auf Ihre Erfolge zu richten und Niederlagen aus Ihrem Gedächtnis zu verbannen. Vielleicht denken Sie an die Leben, die Sie gerettet haben, nicht an die, die Sie verloren haben. So muss es sein, sonst würden Sie wahnsinnig.

Auch ich musste mich all die Jahre davor schützen, wahnsinnig zu werden. Ich musste irgendeinen Sinn finden für alles, was geschah. Woher hätte ich sonst die Kraft nehmen sollen, immer wieder weiterzumachen? Ich durfte Jens nicht isoliert sehen, musste ihn in Beziehung setzen zu allem, was um ihn herum und in der Welt passierte. Ich musste versuchen, durch Jens zu lernen und zu entschlüsseln, was er mir zeigen wollte auf seinem Weg.

Würde ich diesen Brief genauso schreiben, wenn mein Sohn in jener Nacht im März die Augen nicht mehr geöffnet hätte? Wer kann das sagen. Wir wissen beide, dass Jens uns in dieser Nacht nur einen Aufschub gewährt hat. Irgendwann werden wir wieder an seinem Bett stehen, und vielleicht beschließt er dann, dass er sein Ziel erreicht hat. Wenn es einmal so weit ist, können wir ihm eigentlich nur dankbar sein, dass er bereit war, uns auf seinem Weg an die Hand zu nehmen.

Ich glaube, Sie haben viel dazu beigetragen, dass Jens sich damals dazu entschieden hat zu bleiben. Weil Sie ihn zum Lachen gebracht haben. Immer wieder. Danke.

VERBOTENER BESUCH

Jens' verzögerte Reaktionen deuteten auf einen erneuten Schlaganfall hin. Obwohl dies eine zusätzliche Gefahr darstellte, entschied man sich, ihn zwei Stockwerke tiefer in die Radiologie-Abteilung zu karren, um ihn in die »Röhre« zu schieben. Die Untersuchung ergab, dass sich zumindest der Schaden im Gehirn in Grenzen hielt. Ein Ödem hatte sich gebildet, also eine Schwellung, von der man hoffte, dass sie zurückgehen und dann auch Jens' Benommenheit wieder verschwinden würde. Fast drei Tage hatte er jetzt schon durchgehalten auf Czerny, obwohl noch immer niemand eine Zukunftsprognose wagte.

Jens spürte wohl, wie es um ihn bestellt war. Im Laufe der Jahre hatte er sich eine Reihe von Verhaltensweisen angewöhnt, die er immer dann an den Tag legte, wenn er im Stress war. Sie machten ihm das Leben zusätzlich schwer. Der Tick aus England war zurückgekehrt: Jens biss sich die Unterlippe wund, bis sie blutete. Es fiel ihm schwer, sich zu entspannen; er bekam Verstopfung und hatte nicht die Kraft, sich selber von dem Ballast zu befreien. Also benötigte er schmerzhafte Einläufe. Mit seinen fünf Jahren trug er immer noch Windeln. Er hatte panische Angst vor dem Duschen und hasste es, wenn man ihm mit einem Waschlappen übers Gesicht fuhr. Jens war äußerst skeptisch gegenüber allem, was seine Kehle hinunter sollte, reagierte hypersensibel auf neue Geschmäcker, verschluckte sich und erbrach, sobald er das Gefühl hatte, dass man ihm etwas aufzwingen wollte. Neben den Infusionen gab es eine ganze Reihe an Medikamenten, die er über den Mund einnehmen musste. Dazu musste man ihn zwingen und erreichte oft nur das Gegenteil von Hinunterschlucken. Er weigerte sich, aus etwas anderem zu trinken als seiner Babyflasche mit dem Schnabelaufsatz. Vermutlich hatte er Angst vor dem Schwall, der ihm aus einer Tasse entgegenkommen würde. Sowieso trank er ausschließlich frisch gepressten Orangensaft und die »Starken Früchtchen« einer kleinen Obstkelterei im Odenwald. Wo immer wir hingingen, die »Starken Früchtchen« mussten mit. Jens‘ Marotten waren nachvollziehbar angesichts der ständigen Manipulationen durch Absauggeräte, Beatmungsschläuche, Sauerstoffmasken und Magensonden, die er seit jeher über sich hatte ergehen lassen müssen, ohne sich dagegen wehren zu können. Aber sie machten seine Versorgung entsetzlich anstrengend.

An einem dieser Tage fiel mir auf, dass Jens seinen Saft geradezu in sich hineinsog. Normalerweise musste man ihn zu jedem Milliliter überreden, nun trank er Flasche um Flasche. Erst freute ich mich darüber, dann musste ich an eine Schulfreundin denken, die von einem Tag auf den anderen literweise zuckersüße Orangenlimonade in sich hineinschüttete und wenig später im diabetischen Koma lag. Ich bat die Schwester, Jens' Blutzuckerspiegel zu messen. Natürlich war es zwischenzeitlich spät am Abend, die Stationsärzte waren nach Hause gegangen, und viel Trinken war doch an sich eine gute Sache! Aber diesmal blieb ich beharrlich. Wie ich später dem Arztbrief entnahm, erfolgte *»bei diabetischer Stoffwechsellage und echokardiographischer Verschlechterung der Herzfunktion am Abend des 14. März erneut eine Aufnahme auf unserer Intensivstation«.*

Nach diesem Abend nahm ich mir vor, jedem an die Gurgel zu springen, der mir weismachen wollte, dass meine Anwesenheit bei Jens »im Sinne des Wendens einer Notsituation nach den Bestimmungen der allgemeinen Krankenhausbetriebslehre« nicht notwendig war.

Zurück auf der Intensivstation bot Jens einen jämmerlichen Anblick. In einem kahlen Einzelzimmer stand ein großes Bett, das Gesicht des entkräfteten Jungen darin war dunkelrot und geschwollen, die Augen auf halbmast, neben ihm ein Infusionsbaum größer als er selbst und ein Gewirr an Kabeln, die an mehreren Stellen in seinem mageren Körper verschwanden. Jens, der sich seinem Naturell entsprechend bis dahin nach Kräften bemüht hatte, bei jedem Witz der Ärzte zu grinsen, war das Lachen vergangen. Er hatte sich aufgegeben.

Die Intensivschwester fragte, ob es Menschen gebe, die Jens gerne noch besuchen kommen möchten. Es war völlig klar, was sie damit meinte. Ja, seine Oma aus Holland, die er so liebte, und seine Schwestern Jodie und Pauline. Auf Czerny waren die beiden, wie alle Geschwister unter zwölf Jahren, VERBOTEN. Auf Intensiv waren sie es noch viel mehr. Die Intensivschwester war im Zwiespalt, man sah es ihr an. Es hätte sie ihren Job kosten können; sie war selbst Mutter eines kleinen Mädchens. »Sie sollen über den Balkon kommen«, sagte sie schließlich. »Wir müssen aber eine genaue Zeit vereinbaren. Wenn es ruhig ist auf Station. Und sie dürfen nicht sehr lange bleiben. Ich denke, das können wir machen, ausnahmsweise. Aber erzählen Sie das bloß niemandem.«

Jodie und Pauline kamen. Und ihr Bruder lachte und lachte und lachte. Er versuchte sich aufzusetzen und packte eifrig die gebastelten Geschenke aus, die sie ihm mitgebracht hatten. Er aß den Keks, den sie ihm anboten. Und wollte einen zweiten haben. Jens war zurück!

»Am 19. März konnte die Therapie mit Suprarenin beendet werden«, steht im Arztbrief. Suprarenin, das war die Ultima Ratio aller Herzmedikamente, ein Medikament, von dem man angeblich nie wieder loskam, und das einem höchstens noch drei Wochen Leben versprach.

Kinderkrankenschwestern und Geschwister sollten das Bundesverdienstkreuz bekommen!

DANIEL

Es war phänomenal: Nach dem Besuch seiner Schwestern und seiner Oma, die zu einem dreistündigen Blitzbesuch aus Holland angereist kam, begann Jens, sich sichtlich zu erholen. Soweit ich das beurteilen konnte, befand er sich nicht mehr in akuter Lebensgefahr.

Auf dem Flur der Intensivstation begegnete ich Susanne wieder, der gepflegen, dunkelhaarigen Frau, die ich seit unserem ersten Gespräch im Spielzimmer nicht mehr gesehen hatte. Sie war am Boden zerstört: »Daniel kann nicht länger auf Czerny bleiben, es geht ihm zu schlecht. Er braucht stärkere Medikamente!«

Daniel lag vorne im großen Zimmer und war todunglücklich. Er tobte. Er hasste es. Im Gegensatz zu Jens wusste er genau, was eine Verschlechterung seines Zustands zu bedeuten hatte. Er fragte täglich: »Wann kommt mein Herz, wann kommt endlich mein Herz, ist mein Herz endlich da?« Jens war nicht einmal klar, auf was er überhaupt wartete. Von unserem Zimmer aus konnte ich Daniel weinen und schreien hören. Jedes Mal, wenn er sich so aufregte, musste er sich übergeben. Professor Leon, der ab und zu nach Dienstschluss bei uns vorbeischaute, um mit Jens ein Schwätzchen zu halten, erzählte, wie schlecht es Daniel ging: »Den können wir unmöglich da vorne liegen lassen, da dreht der uns durch.« Jens' Zimmer war zwar klein, aber es hingen zwei Monitore an der Wand. Das Zimmer war also für zwei Betten konzipiert. Babybettchen. »Warum schieben Sie ihn nicht zu uns?« Sah ich ein Blitzen in diesen Augen? »Das ist gar keine schlechte Idee! Meinen Sie, dass der hier noch Platz hat?« Am nächsten Morgen wurde Daniel zu uns ins Zimmer geschoben. Er strahlte vor Freude.

Wir rückten zusammen. Obwohl der Anlass eher zum Heulen war, muss ich heute noch lachen, wenn ich mir dieses Bild ins Gedächtnis rufe. Unser Zimmer war im wahrsten Sinne des Wortes vollgestopft bis unter die Decke. Den Mittelpunkt bildeten zwei große Betten, die so nah beieinanderstanden, dass ihre Insassen sich an den Händen fassen konnten. Zwei Struwwelpeter, der eine braun, der andere blond, der eine groß, der andere klein, ein Schlafanzug mit Superman, der andere mit Winnie the Pooh. Beide hatten einen dicken, weißen Schlauch in der Brust. Neben jedem Bett ein Hocker – für Stühle war nicht genug Platz – für die Kammerzofen, die in ihren hellgrünen, sehr unvorteilhaften Intensivkitteln den ganzen Tag nichts anderes zu tun hatten, als die Anweisungen ihrer kleinen Paschas zu befolgen und ihnen jeden Wunsch von den Augen abzulesen. An den Kopfenden der Betten standen die gigantischen Infusionsbäume, an den Fußenden hingen zwei Computerterminals von der Decke, an denen man sich jedes Mal den Kopf stieß, wenn man durch das Zimmer lief. Auf der Fensterbank und in den Nachtschränken türmten sich alle weiteren Utensilien, die zum Überleben unerlässlich waren: Bücher, Video- und Hörspielkassetten, Brettspiele, Feuerwehr- und Polizeiautos, Bagger, Playmobil- und Lego-Kunstwerke. Daneben teilte Jens sein Bett mit mindestens zwanzig Kuscheltieren, von denen sich Daniel distanzierte, weil sie unter seiner Würde waren. Als ob das alles nicht genug wäre, wurde der einzige freie Quadratmeter im Zimmer von einem riesigen alten Fernseher ausgefüllt, aus dem Pippi Langstrumpf und der kleine König sechzehn Stunden am Tag ihre Lachnummern zum Besten gaben. Jens und Daniel hatten einen Deal: Wenn Daniel sich dreimal täglich bereiterklärte, »Pippi auf Taka-Tuka« über sich ergehen zu lassen, würde Jens sich nicht beschweren, wenn Daniel seinen Gelüsten nach »Schips« und »Latzbrötchen« nachging und eine halbe Stunde später mit viel Gewürge und Geschrei fünf Brechschüsseln mit ihnen füllte.

Um den Schwestern, die kontinuierlich etwas in unserem Zimmer zu schaffen hatten, nicht im Wege zu stehen, blieben Susanne und ich meist brav auf unseren Höckerchen sitzen. Hatten die Schwestern ihre Arbeit getan, kamen die Ärzte. Standen Ultraschall oder Röntgen auf dem Plan, musste der Fernseher aus dem Zimmer geschoben werden, um den wuchtigen Geräten einen Durchfahrtsweg zu ermöglichen.

Ich nehme an, dass unser Zimmer bei der Klinikaufsicht, wenn es so etwas gab, die Note »äußerst mangelhaft« erhalten hätte. Berücksichtigte man jedoch die psychischen und sozialen Bedürfnisse der Menschen in diesem Zimmer – Vertrauen, Geborgenheit, Optimismus, Zusammenhalt, Hoffnung, Humor, auch wenn es nur Galgenhumor war –, hätte die Bewertung sicher ganz anders ausgesehen. Ich bin sogar überzeugt davon, dass es gerade diese menschliche Dynamik war, die uns allen die Kraft gegeben hat, optimistisch zu bleiben.

Die Jungs waren eine Wucht. Im Grunde hatten die beiden sich nicht viel zu sagen, dazu war der Altersunterschied zu groß. Sie hielten eher uns Mütter und das Klinikpersonal auf Trab, als dass sie sich miteinander beschäftigten. Doch charakterlich waren sich die zwei sehr ähnlich. Sie waren von einer unverwüstlichen Fröhlichkeit und unbändigen Willenskraft. Einerseits verdammt anstrengend, denn sie brüllten ihre Wut und ihren Schmerz hinaus und forderten von uns Müttern gnadenlos ein, was ihnen ihrer Meinung nach zustand: ungeteilte Aufmerksamkeit, Trost, Mitleid, Wärme, Streicheleinheiten, Unterhaltung. Andererseits so herrlich unkompliziert: Sie jammerten nicht, wenn es keinen Grund zum Jammern gab, sie dachten nicht an die Schmerzen von morgen, machten sich keine Sorgen um die ferne Zukunft. Sie lebten im Augenblick und genossen ihn, wann immer es möglich war. Sie liebten es, ihre Späße mit den Ärzten und Schwestern zu treiben und sich dabei schiefzulachen. Eigentlich waren es nicht wir, die ihnen Mut machten. Nein, sie machten uns Mut.

WARTEN AUF GODOT

In den Abendstunden, in denen es stiller wurde auf der Intensivstation, fragte ich mich manchmal, ob wir das, was wir hier mit unseren Kindern machten, überhaupt mit unserem Gewissen vereinbaren konnten. Wussten wir, ob rechtzeitig ein Herz kommen würde? Ob ihnen dieses Herz wirklich das Leben schenken würde, das wir uns für sie erhofften? Wie oft konnten wir noch von ihnen verlangen, dass sie sich aus diesen tiefen Löchern, in die sie immer wieder stürzten, aus eigener Kraft befreiten? Weil wir sie behalten wollten! Aber dann dachte ich an diese Gier nach Leben, diese unerschütterliche Lebensfreude, die uns jeden Morgen entgegenschlug, sobald die beiden Jungen die Augen aufmachten. Dann wusste ich, dass es das Richtige war, was wir taten.

Susanne und ich verstanden uns gut. Aber man wird so träge, wenn man den ganzen Tag auf diesen Höckerchen sitzt! Und beim Blick aus dem Fenster im fünften Stock der Kinderklinik sahen wir nichts anderes als den ewig grauen Himmel. Jens und Daniel tolerierten es nie lange, wenn wir miteinander redeten oder etwas anderes lesen wollten als Biene Maja und Micky Mouse. Sie konnten solche Nervensägen sein! Unser Lichtblick war der Spaziergang in die Mensa, den wir etwas ausdehnten, wenn Brigitte Zeit für die Jungen hatte. Dann machten wir einen Abstecher zum Supermarkt, wo wir die letzten paar Kleinigkeiten kauften, die Daniel und Jens noch über den Mund zu sich nahmen: Kinderschokolade, Gummibärchen, Kartoffelchips, Cola (für Daniel), »Starke Früchtchen« (für Jens) und Erdbeeren.

Fast drei Monate wartete Jens nun schon auf »sein« Herz. Inzwischen durfte man seinen Zustand wohl als stabil bezeichnen. Ehrlich gesagt interessierten mich all die medizinischen Details nicht mehr, ich fragte überhaupt nicht mehr nach. Was hätte ich dadurch ändern können? Herzen gab es nicht auf Bestellung. Solange Jens lachte und kein Fieber hatte, genügte mir das, um seinen Gesundheitszustand als zufriedenstellend zu bewerten. Ich hatte gelesen, dass die durchschnittliche Wartezeit auf ein Kinderherz 63 Tage beträgt, aber was hatte das schon zu bedeuten? Manche Kinder warten nur ein paar Tage, manche länger als ein Jahr; für manche erübrigt sich das Warten.

Es war beruhigend zu wissen, dass Daniel und Jens nicht um ein Herz konkurrierten. Sie hatten unterschiedliche Blutgruppen. Außerdem benötigte Daniel ein größeres Herz. Einmal stand Susanne gedankenverloren am Fenster und sagte zu mir: »Jetzt wird es Frühling, da beginnt doch die Motorradsaison. Meinst du nicht, dass sich da wieder viele die Köpfe einrennen? Da müsste es doch eigentlich ein paar Herzen mehr geben …« Susannes größte Sorge war, dass auf der Intensivstation kein Einzelzimmer frei sein könnte, wenn es endlich so weit war.

Susanne und ich hatten uns angewöhnt, konsequent den Menschen aus dem Weg zu gehen, die zu Bedenken gaben, dass »für ein neues Herz doch erst ein Kind sterben muss«. Solchen Diskussionen waren wir nicht mehr gewachsen. Ja, natürlich würde dann ein Kind gestorben sein! Was das für seine Angehörigen bedeutete, konnten wir nur zu gut erahnen. Wir sahen unsere tapferen kleinen Krieger in ihren Betten liegen und konnten nur beten, dass sie ihren Wettlauf gegen die Zeit gewinnen würden. Helfen konnten *wir* ihnen nicht.

In jenen Tagen im März 2003 wurde mir, wie so oft in den letzten Jahren, bewusst, wie verrückt unsere Welt ist: Da sind zwei kleine Jungen, die mit allen Mitteln am Leben gehalten werden, bis sich irgendwo in Europa Spenderherzen für sie finden. Während diese beiden Jungen in ihren Klinikbetten ausharren, schickt George W. Bush seine Soldaten in einen Krieg, der eine halbe Million Menschen das Leben kostet.

> *How do you sleep while the rest of us cry / How do you dream when a mother has no chance to say goodbye / How do you walk with your head held high / Can you even look me in the eye.*
> (Pink, Dear Mr President)

Ansonsten bekamen wir Mütter nicht viel davon mit, was in der Welt da draußen vor sich ging. Susannes Situation war schwierig. Sie lebte mit ihrem Partner zweihundert Kilometer nördlich von Gießen und hatte einen Job, auf den sie angewiesen war. Obwohl Daniel den kecken, aufmüpfigen Jungen markierte, verkraftete er es nicht gut, wenn Susanne ihn in der Klinik alleine ließ. Aber Susanne hatte keine andere Wahl, sie musste wenigstens ein paar Stunden in der Woche arbeiten, um ihren Job nicht zu verlieren. Also fuhr sie für drei Tage die Woche nach Hause und ließ sich von ihrer Mutter vertreten. Daniels Oma war eine liebenswürdige Frau, aber mit ihren fast siebzig Jahren dem Klinikalltag und der Elternetage nicht mehr wirklich gewachsen. Daniels »richtiger« Papa schaute in den Abendstunden vorbei. Daniel und Jens hatten enorme Einschlafprobleme, was nicht zuletzt mit den aufputschenden Herzmedikamenten zusammenhing. Außerdem piepsten ständig irgendwelche Geräte, so dass es im Zimmer nie ganz ruhig war. Nachdem das Licht gelöscht war, dauerte es Stunden, bis Daniels Vater und ich unsere Söhne in den Schlaf geschaukelt hatten. Immer, wenn wir dachten »jetzt sind sie weg«, öffnete einer von ihnen die Augen und stellte irgendeine unmögliche Frage. Viele Abende saß ich so mit Daniels Vater zusammen, ohne dass wir uns jemals miteinander unterhalten hätten.

Kees löste mich an den Samstagen ab. In dieser Zeit fuhr ich nach Hause, um Wäsche zu waschen, mich von meinen Töchtern belagern zu lassen und die ein oder andere Katastrophe im Haushalt zu beseitigen. Unsere Nanny hatte uns einige Monate zuvor wegen eines tragischen Unglücksfalls in ihrer eigenen Familie verlassen müssen, so dass vieles im Argen lag in unserem Holzhaus am Waldrand. Trotzdem gab ich mir Mühe, mich so weit wie möglich herauszuhalten aus allem, was zu Hause passierte, und mich auf meine Aufgabe in Gießen zu konzentrieren. Solange man sich nicht von seinem schlechten Gewissen auffressen ließ und nicht über seine eigenen Bedürfnisse nachdachte, funktionierte das alles einigermaßen. Kees hatte seine Geschäftsreisen bis auf Weiteres eingestellt und bemühte sich, unsere »Familienhilfen« abends pünktlich abzulösen. Sobald er Jodie und Pauline ins Bett gebracht hatte, stellte er sich zwei Stunden auf sein Laufband im Keller und rannte sich den Frust von der Seele. Kees gelang es, sich über Monate hinweg in eine Art Maschine zu verwandeln, die Tag für Tag das gleiche Programm abspult: Kinder wecken – arbeiten – Abendessen – Kinder ins Bett bringen – rennen – Zigarre rauchen / Bier trinken – schlafen. Alles ist machbar, wenn man sich richtig programmiert hat.

*

Man wurde sehr bescheiden in Gießen. Susanne und ich waren inzwischen auf der Elternetage zusammengezogen, was zumindest den Unsicherheitsfaktor »neue Mutter« reduzierte. Nach einem zermürbenden Tag in stickiger Krankenhausluft hatten wir nicht mehr die Nerven, die Marotten und Gewohnheiten anderer Mütter zu ertragen: Tür auf, Tür zu; Licht an, Licht aus; Wasser an, Wasser aus; Milch abpumpen um vier Uhr morgens, Handygespräche mitten in der Nacht. Abends herrschte oft rege Betriebsamkeit im kargen Aufenthaltsraum der Elternetage, wo ab 18 Uhr die Wagen mit den Essenstabletts standen. Man versammelte sich vor dem Fernseher oder am großen Tisch, aß und erzählte von den Ärgernissen des Tages. Anfangs gesellten Susanne und ich uns dazu, um bald festzustellen, dass die Emotionen der anderen Mütter zu sehr an unseren Kräften zehrten. Denn sie alle hatten ihre eigene Geschichte, und jede davon war auf ihre Weise tragisch. Susanne war Sozialarbeiterin und eigentlich Profi im Umgang mit solchen Geschichten. Durch ihre verständnisvolle Art schien sie die Nöte anderer Leute geradezu magisch anzuziehen. Aber im Moment war sie selber am Ende mit ihren Nerven. Deshalb gingen wir dazu über, uns unsere Tabletts zu schnappen und damit auf unserem Zimmer zu verschwinden.

Nach zwei Wochen auf der Intensivstation hatte sich Jens so weit erholt, dass er wieder »auf Czerny« ziehen durfte. In das Zimmer gleich neben den Schwestern. Daniel ließ er mit einem lachenden und einem weinenden Auge zurück. »Mama, jetzt bin ich aber froh, dass ich wieder meine Ruhe habe!« Trotzdem erinnerte er die Schwestern und Ärzte täglich: »Wenn der Daniel runterkommt, muss er zu mir aufs Zimmer!«

Zwei Wochen später war es dann so weit. Daniel kam nach unten und alle atmeten auf. Die Jungs schafften es sogar, wieder auf die Beine zu kommen und mit Susanne und mir sowie den Infusionsbäumen im Schlepptau den Weg ins Spielzimmer zurückzulegen. Sie waren ein eingeschworenes Team, und ich glaube, es hätte allen Beteiligten schwer zu schaffen gemacht, wenn es einem der beiden deutlich schlechter gegangen wäre als dem anderen.

Die Krankenschwestern taten alles, um Daniel und Jens das Leben so angenehm wie möglich zu gestalten. Zu den Mahlzeiten kreierten sie wahre Kunstwerke auf den Tellern: Brotgesichter mit Karottenhaaren, Autos mit Gurkenrädern, Häuser mit Käsedächern. Obwohl vom ganzen Auto nur ein Rad gegessen wurde, und vom Haus höchstens das halbe Dach, freute sich Jens jeden Tag wie ein Schneekönig auf sein Essen.

Da Jens jetzt nicht mehr an sein Bett gefesselt war, gelang es uns sogar, einen Treffpunkt in der Klinik zu finden, wo er sich einmal in der Woche mit seinen Schwestern verabreden konnte. Für Jens war dieses Treffen das Highlight der Woche, und auch Jodie und Pauline hatten langsam das Bedürfnis, ihren kleinen Bruder in Sicherheit zu wissen. Ab und zu brachten die Mädchen Nachrichten aus Jens' Kindergarten mit – selbst gestaltete Bücher, Fotos, Briefe, Kassetten, die man für ihn besprochen hatte –, die ihn schier aus dem Häuschen gerieten ließen vor Freude. Mütter aus dem Kindergarten hatten diese Aktionen auf die Beine gestellt, und sie waren von unschätzbarem Wert. Genau das waren die Dinge, die Jens Woche um Woche durchhalten ließen.

Auch ich musste mir langsam eingestehen, dass ich mir ein paar Freiräume in Gießen verschaffen musste. Wenn man den ganzen Tag auf einem Stuhl sitzt und Konversation mit einem Fünfjährigen betreibt, wird man irgendwann vor Langeweile zum Verzweiflungsesser und Kaffee-Junkie. Bei früheren Krankenhaus-Aufenthalten war es mir noch gelungen, an Jens' Bett zu lesen, aber je älter er wurde und je mehr er mich in Anspruch nahm, desto trivialer wurde meine Literatur. Begonnen hatte ich einst bei medizinischen Abhandlungen über Herzanomalien, war dann zur Buddhismuslehre übergegangen, welche bald durch beinharte Minette-Walters- und Henning-Mankell-Krimis abgelöst wurde. Zwischenzeitlich war ich bei Frauenzeitschriften niedrigsten Niveaus angelangt, »für zwischendurch«. Für etwas anderes war ich nicht mehr aufnahmefähig. Ich hatte mein Hirn auf *off* gestellt.

Es gab zwei Praktikantinnen auf Czerny, die ich ab und zu für ein, zwei Stunden in die Pflicht nehmen durfte. Sie liebten Jens, und solange er wusste, dass sich um ihn gekümmert wurde, ließ er mich gehen. Ich wollte vor allen Dingen an die frische Luft, meine Körperzellen in Schwung bringen. Ich fand heraus, dass es hinter dem Klinikgelände ein paar Pferdewiesen und Wanderwege gab, die sich bis in den Nachbarort erstreckten. Dort ging ich joggen. Oder ich machte einen langen Spaziergang ins Weststadt-Bad, wo ich meine Bahnen zog und mich danach dem vollen Wasserstrahl der Duschen hingab.

Wenn der Tag richtig gut gelaufen war und unsere Jungs früh eingeschlafen waren, gingen Susanne und ich auf einen »Riss«, wie sie das so schön nannte. Meist reichte unsere Energie nur bis zum Bistro an der Ecke und einem

Salat mit Putenbruststreifen. Die Aussichten auf einen »Riss« waren ohnehin minimal bei unserem Erscheinungsbild. Selbst Susanne, die doch recht eitel war, warf irgendwann ihre Schuhe mit den Pfennigabsätzen in die Ecke und zog sich Birkenstockschlappen an. Jetzt, wo die Tage länger und wärmer wurden, war es auch auf dem Balkon vor unserem Elternzimmer ganz gemütlich. Die Abendsonne und eine Flasche Rotwein machten das ewig gleiche Abendbrot-Tablett um ein Vielfaches attraktiver, sofern man die trockenen Graubrotscheiben durch Vollkornbrötchen vom Bäcker ersetzte und das Ganze mit Oliven oder scharfen Peperoni aufpeppte. Ab und zu kreiste ein Hubschrauber über unseren Köpfen. »Ob der wohl zu einem Herzen unterwegs ist?«, fragte Susanne dann.

*

Es war Mai geworden und die Blicke der Ärzte beim wöchentlichen Ultraschall wurden nicht fröhlicher. Die aktuellen Daten von Jens und Daniel mussten einmal in der Woche zu Eurotransplant geschickt werden, als Beweis dafür, dass eine Listung auf höchster Dringlichkeitsstufe noch immer gerechtfertigt war. Nun, das war das geringste Problem. Schlimmer waren die physischen und psychischen Krisen, die jetzt in immer kürzeren Abständen auftraten. Hatten Daniel und Jens im April noch zusammen Luftballon-Fußball gespielt, machte die zunehmende Hitze ihnen zu schaffen. Daniel begann jedes Mal panischer zu reagieren, wenn der Tag nahte, an dem seine Mutter sich für drei Tage von ihm verabschieden musste. Sein Herz spielte bereits Stunden vor ihrer Abreise verrückt. An einem dieser Tage saß Susanne bereits im Zug, als

Daniel derart ausrastete, dass man eine Verlegung auf die Intensivstation in Erwägung zog. Er fing sich erst, als er hörte, dass seine Mutter kehrtgemacht hatte und wieder auf dem Weg nach Gießen war. In Zukunft würde sie also nicht mehr arbeiten gehen können. Susanne war fix und fertig: Warum hatten die Hubschrauber, die man ständig landen hörte, nie ein Herz für Daniel an Bord?

Langsam gingen uns die Ideen aus, wie wir unsere Söhne noch aufheitern konnten. Physiotherapeuten, Schwestern, Ärzte, Clown-Doktoren – sie alle bemühten sich, ein paar Minuten länger bei Daniel und Jens zu bleiben. Und allen erzählte Daniel, was er alles tun würde, wenn er erst sein neues Herz hatte! Bis es so weit war, war hauptsächlich Susanne für seine Unterhaltung zuständig. Zusammen beratschlagten wir, was wir tun konnten, um ein bisschen Action in die Krankenhaus-Einöde zu bringen. »Wir feiern eine Party! Wir hängen ein Plakat an die Tür und laden alle Schwestern und Ärzte ein«, entschieden wir schließlich. Jens und Daniel liebten diese Idee! Wir gestalteten ein Plakat und überlegten uns, was es zu essen und zu trinken geben sollte auf unserer Party. Daniel bestand auf seinen »Latzbrötchen« mit Cola, Jens wollte Schokoladekuchen und Erdbeeren. Alle, die ins Zimmer kamen, wurden mit ihren persönlichen Essens- und Getränkewünschen in die Planung miteinbezogen. Das Plakat für die Party hängten wir an unsere Zimmertür:

»Party bei Daniel und Jens! Alle sind eingeladen! Samstag, den 24. Mai 2003.«

Das war in zwei Wochen.

SCHRECKGESPENSTER

In einer Kinderklinik gibt es zwei Schreckgespenster. Sie lauern in allen Ritzen und wandern unbemerkt von Hand zu Hand. Sie spuken Tag und Nacht und gehen immer dann zum Angriff über, wenn sie wissen, dass sie leichtes Spiel haben. Ihre Opfer sind meist zu schwach, um sich gegen sie zu wehren.

Dem einen Gespenst waren wir schon öfters begegnet. Es heißt Bakterium Staphylococcus aureus. Durch offene Wunden oder Einstichstellen von Infusionsnadeln dringt es schnell und geschickt in die Blutbahn ein und treibt dort sein Unwesen. Glücklicherweise ist das Staphylococcus nicht so gemein, dass es seine Opfer gleich am ersten Tag überrollt. Es schickt Vorboten wie Fieber und »unspezifische Entzündungsparameter«. So kann rechzeitig etwas unternommen werden. Jedoch ist dieses Gespenst auch schlau und zeigt einem eine lange Nase, indem es ab und zu seine Form verändert und bewährte Mittel, die zu seiner Vertreibung eingesetzt werden, wirkungslos werden lässt.

Vom zweiten Schreckgespenst waren wir bis dato verschont geblieben. Dieses Gespenst ist unglaublich hinterhältig. Dass es überhaupt Einzug gehalten hat im Körper, erfährt man erst, wenn es bereits Herr im Haus ist. Es gibt keine Waffe, mit dem man es vertreiben kann. Man kann nur warten, bis es die Nase voll hat und von selbst wieder auszieht, um sich sein nächstes Opfer zu suchen. Auch außerhalb des Körpers ist es resistent, unbesiegbar. Deshalb muss es mit allen Mitteln daran gehindert werden, die Umgebung zu verseuchen. Die Türen, hinter denen seine Opfer liegen, müssen permanent geschlossen bleiben. Alle, die diese Türen passieren, müssen Schutzanzüge und Plastikhandschuhe tragen, die in einem eigens dafür bereitgestellten Container entsorgt werden müssen. Dieses Gespenst heißt Rota-Virus und seine Opfer werden zu Aussätzigen.

*

Ich war mit Jens im Spielzimmer, es muss das Wochenende vor unserer Party gewesen sein. Plötzlich klagte er über Bauchweh, und aus seinen Windeln schlug mir ein ekelerregender Geruch entgegen. Wir gingen zurück in unser Zimmer, und ich bereitete die Waschaktion vor: Waschschüssel auf dem Stuhl, Kind auf dem Handtuch im Bett. Das waren die Dinge, die wir Daniel nicht ersparen konnten, denn in die Wanne setzen konnte ich Jens nicht wegen seiner Infusionsschläuche und der Gefahr, dass schmutziges Wasser in seine Broviac-Wunde laufen könnte.

Nachdem ich Jens gesäubert hatte, informierte ich die Schwester von unserer dünnflüssigen Unpässlichkeit, die auf Czerny nichts Ungewöhnliches war. Man wollte das weiter beobachten. Nachdem uns das Gleiche einige Stunden später noch einmal passierte – so etwas Widerliches hatte ich wirklich noch nie gerochen –, klingelte ich die Schwester zur »Begutachtung« herbei. Sie nahm eine Stuhlprobe. Wenig später flogen wir in hohem Bogen aus unserem Zimmer und wurden unter schärfsten Sicherheitsvorkehrungen in die Isolation verbannt. Jens verstand überhaupt nichts mehr. Warum musste er plötzlich in ein anderes Zimmer, und warum fasste ihn jeder nur noch mit Plastikhandschuhen an? Warum durfte er nicht mehr ins Spielzimmer, warum war die Tür immer zu, warum kam ihn niemand mehr besuchen? Wo war Brigitte? Da saß Jens in seinem Bett und weinte, weil er Bauchweh hatte und keiner mehr mit ihm spielen wollte! Mindestens eine Woche würde er in Isolation verbringen müssen, denn so lange dauerte es, bis die Ansteckungsgefahr vorüber war. Wir konnten von Glück reden, wenn sich Daniel nicht schon angesteckt hatte! Die Party würde natürlich ins Wasser fallen. Es war zum Heulen.

*

Dienstag, 20. Mai 2003. Nach diesem Katastrophen-Wochenende schien es den Ärzten angebracht, Jens von oben bis unten durchzuchecken, um abzuschätzen, wie lange er noch durchhalten konnte. Selbst Dr. Heinze, einem sehr netten und erfahrenen Oberarzt, der sich die letzten Wochen über um Jens und Daniel gekümmert und ihnen sogar eine Postkarte aus dem Urlaub geschickt hatte, gelang es nicht mehr, gute Miene zum bösen Spiel zu machen: »Es wird Zeit, dass ein Herz kommt. Jens' Leber macht das nicht mehr lange mit. Die Frage ist nur, ob wir ihn mit diesem Rota-Virus überhaupt transplantieren können ...« Nach einer Transplantation musste das Immunsystem auf null heruntergefahren werden, um eine akute Abstoßung des Spenderorgans zu verhindern. Gefährliche Viren oder Bakterien, die sich zu diesem Zeitpunkt im Körper befanden, hatten somit leichtes Spiel und waren dazu in der Lage, dem Leben des Organempfängers ganz schnell ein Ende zu setzen. Die Durchführung einer Transplantation unter derartigen Umständen war aber auch unter einem ganz anderen Gesichtspunkt problematisch: War es bei der Knappheit der Spenderorgane überhaupt vertretbar, jemanden zu transplantieren, bei dem die Aussicht auf Erfolg von vorneherein geschmälert war? Auf dieses Dilemma machte mich jedoch niemand aufmerksam, und das war gut so. Ich bekam lediglich mit, dass Jens unter großem Gebrüll sündhaft teure, synthetisierte Immunglobuline schlucken musste, tierische Antikörper, die die Rota-Viren in seinem Darm hoffentlich rechtzeitig auffinden und vernichten würden. Für den Fall des Falles, an den keiner mehr so richtig glauben wollte.

DAS ANGEBOT

Donnerstag, 22. Mai 2003. Vierter Tag im Exil. Bis auf Durchfälle und Langeweile ging es Jens ganz gut. Von hohem Fieber und Erbrechen war er verschont geblieben. Henny, eine Praktikantin, die auf Czerny die Zeit überbrückte, während sie auf einen Studienplatz für Medizin wartete, unterstützte mich tatkräftig dabei, Jens bei Laune zu halten. Henny war eine der Personen, die Jens verfallen waren. Auch mir war es bei einigen Herzkindern so ergangen: Diese Kinder haben einen Blick aus großen, weisen Augen. Man fühlt sich ertappt durch diese Augen. Und irgendwie ganz klein. Sie können einen in ihren Bann ziehen, auch wenn ihre Ausdrucksstärke vielleicht nur auf die vielen Narkosen zurückzuführen ist, die sie träge gemacht haben und dafür verantwortlich sind, dass diese Kinder ihren Blick etwas länger fixieren müssen, um die Dinge aus ihrer Umwelt zu verarbeiten.

Henny war noch sehr jung, gerade 19. Sie hatte noch nicht die Erfahrung gemacht, dass es sinnvoll sein konnte, sich vor einem Kind wie Jens zu »schützen«. Denn was, wenn so ein Kind es nicht schaffte? Den erfahrenen Schwestern auf der Herzstation war diese Gefahr nur allzu bewusst, und viele von ihnen befanden sich auf einer Gratwanderung zwischen Distanzwahrung und Hingabe. Henny jedoch hatte einen Narren gefressen an Jens und wünschte sich nichts sehnlicher als bei seiner Herztransplantation mit im OP sein zu dürfen. Was für ein mutiges Mädchen.

Irgendwann am späten Vormittag kam eine der Stationsärztinnen zu uns ins Zimmer. Ich bemerkte, dass ihr Blick ernst war, und bereitete mich in Gedanken auf die nächste Hiobsbotschaft vor. »Können Sie kurz ins Arztzimmer kommen? Wir müssen etwas mit Ihnen besprechen.« Oh nein, wenn Jens es nicht einmal hören durfte! Die Nachricht konnte nur schrecklich sein. Im Arztzimmer wartete Dr. Schäfer. Die Stationsärztin schaute mir geradewegs in die Augen: »Wir haben ein Angebot.«

Wir haben ein Angebot. Das Angebot, auf das wir seit fast fünf Monaten warteten!

Wie fühlt man sich, wenn man so ein »Angebot« bekommt? Irgendwo in Europa war ein Kind gestorben. Ein Kind, das in einem Krankenhausbett aus Metall lag. An diesem Bett standen jetzt, in diesem Moment, Eltern, die gerade das Liebste verloren hatten, was ihnen je in ihrem Leben geschenkt worden war. Die Eltern weinten. So wie ich noch nie um Jens hatte weinen müssen.

»Bitte sagen Sie es noch niemandem, auch Jens nicht. Unser Explantationsteam muss das Herz erst sichten, bevor endgültig feststeht, dass wir es nehmen. Sie werden sich jetzt gleich auf den Weg machen. Vor heute Nachmittag erwarten wir keine Nachricht. Jens muss zwischenzeitlich für den OP vorbereitet werden. Das heißt, wir müssen sämtliche Blutanalysen machen und mit der Immunsuppression beginnen. Das werden einige Medikamente sein, die Jens schlucken muss. Die Schwestern fangen gleich mit den Vorbereitungen an. Versuchen Sie, irgendeine Ausrede für ihn zu finden.« – »Und der Rota-Virus?« – »Wir müssen es riskieren. Wir können es uns nicht leisten, deswegen ein gutes Angebot abzulehnen. Es steht zu viel auf dem Spiel für Jens. Wir werden ihm nochmals Immunglobuline geben.« Jetzt lachte die Stationsärztin und drückte mir kurz den Arm: »Ist das nicht schön?« Ich war noch zu perplex, um ihr darauf eine Antwort zu geben.

Komisch, man wartet monatelang auf diesen einen Satz, und wenn er dann ausgesprochen wird, ist man nicht fähig, ihn zu begreifen.

Ich ging in Jens' Zimmer zurück. Eine der Schwestern war bereits damit beschäftigt, ihn zu messen und zu wiegen. Mit Latexhandschuhen. »Warum machst du das?«, fragte Jens. »Weißt du, Jens, heute Nachmittag wird's ein bisschen anstrengend für dich. Wir müssen jetzt ganz viele Sachen mit dir machen und du musst ein paar Medikamente nehmen, damit du wieder richtig gesund wirst. Aber wenn du schön mitmachst, klappt das ganz bestimmt!« Sie lächelte mich an wie eine Verbündete. Eine sehr erleichterte Verbündete!

Noch stand nicht fest, ob das Herz definitiv für Jens geeignet war. Schon öfters hatte es Fälle gegeben, in denen ein Kind bereits narkotisiert auf dem OP-Tisch lag und die ganze Aktion im letzten Moment abgeblasen werden musste. Aber es war jetzt müßig, darüber nachzudenken. Henny kam mit einem breiten Grinsen ins Zimmer. Ich überließ ihr Jens und suchte mir ein ruhiges Fleckchen, um Kees anzurufen. Auch bei ihm musste sich die Botschaft erst einmal setzen. Ich ermahnte ihn, vorerst niemanden zu informieren. Erst nach diesem Telefongespräch begann sich bei mir so etwas wie verhaltene Freude bemerkbar zu machen.

Es war um die Mittagszeit, als Susanne den Kopf in unser Zimmer steckte. »Hast du Lust auf die Mensa?« Die Schwester nickte mir aufmunternd zu. »Was ist denn bei euch wieder los?«, fragte Susanne mich im Flur. Es war eine dumme Situation. Wie würde Susanne sich fühlen, wenn ich ihr sagte, dass Jens ein Angebot bekommen hatte? Und das, obwohl Daniel schon zwei Monate länger wartete als er. Wie würde Daniel damit umgehen, wenn sie es ihm sagte? Würde er eine seiner Krisen bekommen? Susanne war in jeder Beziehung meine Leidensgenossin. Ich wollte nicht, dass es ihr durch diese Nachricht noch schlechter ging. Im tiefsten Innern war ich froh, dass mir die Ärzte verboten hatten, die frohe Kunde zu verbreiten. Das gab mir noch eine Weile Aufschub, um mich gedanklich auf das Gespräch mit Susanne vorzubereiten.

In der Mensa erzählte mir Susanne von diesem und jenem und fragte mich, wie es Jens gehe. Ich fühlte mich wie eine Verräterin. Zurück in der Kinderklinik hatten wir gerade die drei Stockwerke zur Station Czerny erklommen – den Aufzug benutzten wir nie, um nicht völlig aus der Form zu geraten –, als sich die Aufzugtür öffnete und uns Professor Leon mit ausgebreiteten Armen entgegenstrahlte: »Wir haben ein Herz für Jens! Ist das nicht eine tolle Neuigkeit!« Susanne schaute mich verdutzt von der Seite an. Ich wiederum schaute dem Professor hilflos ins Gesicht. Das war so typisch! »Herr Leon, ich sollte das niemandem sagen!« Susanne blieb stehen, eine Hand in der Hüfte, den Kopf zur Seite geneigt, den Mund offen. So stand sie immer, wenn sie überrascht war: »Sag mal, und davon hast du mir nichts erzählt? Du bist mir doch eine!« – »Ach, wussten Sie das noch gar nicht? Das tut mir aber leid, wenn ich da jetzt was ausgeplaudert habe ...« Und schon war er verschwunden.

»Jetzt lass dich mal drücken. Das ist ja super!«

Wenn sich doch alle Probleme dieser Welt so schnell in Wohlgefallen auflösen könnten.

Jetzt hieß es warten. Jens war so weit versorgt. Henny war nach Hause gegangen, um für »ihre« lange Nacht vorzuschlafen. Sie hatte es tatsächlich durchgesetzt, im OP dabei sein zu dürfen, und versprach mir, gut aufzupassen und mir hinterher alles zu berichten. Bevor sie ging, nahm ich sie noch einmal zur Seite: »Du, Henny, ich hätte da noch eine Bitte an dich. Ich weiß ja nicht, was die mit Jens' altem Herzen machen. Ich nehme an, sie werfen es weg. Kannst du die Chirurgen fragen, ob ich es vorher mal sehen darf? Dieses Ding hat mir so viel Stress gemacht, ich möchte wenigstens mal einen Blick darauf geworfen haben, bevor es entsorgt wird.« Henny versprach, ihr Bestes zu tun.

Am Nachmittag jenes 22. Mai saß Jens auf meinem Schoß, in seiner typischen C-Haltung, wie eine labbrige Schlenkerpuppe. Ab und zu kam ein Arzt oder eine Schwester vorbei, um ihm ein letztes Mal Blut aus seinem Infusionsschlauch zu ziehen, ein letztes Medikament zu verabreichen, ein letztes Mal Blutdruck zu messen. Jens ließ alles über sich ergehen. Ab und zu steckte Susanne den Kopf ins Zimmer, um uns ein wenig zu unterhalten und nach Neuigkeiten zu fragen. Das Explantationsteam hatte sich auf den Weg gemacht. Hatte man dem Organspender – einem Kind im Alter zwischen fünf und vielleicht zehn, zwölf Jahren – das Herz entnommen, musste es innerhalb von vier Stunden ein Teil von Jens sein. Ich hatte die Einwilligungspapiere für die Anästhesie und die OP unterschrieben und machte mir noch keine Gedanken darüber, was nach der Transplantation auf uns zukommen würde. Jens stand so kurz vor dem Ziel; es war nicht leicht zu akzeptieren, dass auch diese Operation risikoreich sein würde, genau wie alle anderen zuvor. Nach der monatelangen Wartezeit vergaß man nur allzu gerne, dass man das Ziel »Transplantation« ja nur deshalb als solches definiert hatte, weil alle anderen Türen verschlossen waren.

⁂

Auch heute werde ich Jens den Chirurgen übergeben und nicht wissen, ob ich ihn jemals wieder lebend im Arm halten darf.

Es muss gegen 17 Uhr sein, als die Schwester ankündigt, dass Jens bald im OP erwartet wird. Jetzt muss ich ihm sagen, dass wir ihn gleich mit seinem Bett durch die vielen Gänge zu Herrn Jildiz bringen werden, wo er ganz fest schlafen und mit einem neuen Herzen wieder aufwachen wird.

»Krieg ich jetzt wirklich mein neues Herz? Mama, da musst du aber gleich den Papa anrufen! Und der muss es den Mädchen sagen!« Wie um Himmels willen soll ich meine Tränen zurückhalten? »Mama, da brauchst du doch nicht weinen!«

Wir ziehen Jens das OP-Hemd an und geben ihm von dem Saft, der ihn dösig macht und ihn zum Kichern bringt.

Dr. Glöckner, die distanzierte Oberärztin mit den kurzen schwarzen Haaren, und Schwester Maike, die Jens die schönsten Brotgesichter zaubert, machen sich mit uns auf den Weg zum OP. Vor der OP-Schranke – der dicken Eisentür, die ich nicht passieren darf – müssen wir warten. »Das Herz ist noch nicht unterwegs«, sagt Dr. Glöckner auf ihre bedächtige Art. »Die Chirurgen werden schon mal mit dem Freilegen beginnen. Das wird bei Jens sehr lange dauern. Wir sagen Ihnen Bescheid, wenn wir mehr wissen.« Sie macht eine Pause. Dann schaut sie mich an. »Wie fühlt man sich jetzt?« Sie meint diese Frage ernst. Es ist keine Floskel, sondern aufrichtige Anteilnahme. Das spüre ich. »Ich weiß nicht.« Es sind einfach zu viele Gedanken in meinem Kopf, als dass ich sie einzeln erfassen könnte. Sie nimmt mich in den Arm. »Ich hoffe für Jens, dass alles gut geht!« Dann öffnet sich die dicke Eisentür und die drei verschwinden.

Ab jetzt tragen andere die Verantwortung für mein Kind.

DIE NACHT MIT ASTRID

Kees kam in den frühen Abendstunden. Er rechnete fest damit, dass er seinen Sohn bald wieder in den Armen halten würde. Wir hatten noch nichts aus dem OP gehört, also auch nichts Schlechtes, und gingen zu dem Italiener in der Nähe der Klinik, der in den vergangenen Monaten der einzige Ort war, an dem wir uns alle vierzehn Tage einmal ungestört unterhalten konnten. Ich kann mich noch genau erinnern, wo wir an jenem Abend saßen: an einem kleinen Tisch für zwei Personen in einer Nische des Restaurants. Plötzlich stand dieses fremde Mädchen vor uns. Erst wusste ich nicht, was sie wollte. Sie hatte seltsame Augen und sagte, sie sei blind und verkaufe Glücksbringer. Ich winkte ab, aber sie griff in ihre Jackentasche und zog etwas heraus, das sie mir direkt vor die Nase hielt, während sie ins Nichts zu starren schien. Ein kleines, durchsichtiges Plastikherz an einem Schlüsselanhänger, das im Kerzenschein in allen Farben schillerte. Ein *ganzes* Herz. »Zwei Euro«, sagte das Mädchen. Mein Mund fing an zu zittern und die Tränen begannen mir übers Gesicht zu rollen. Ich war froh, dass das Mädchen meine Reaktion nicht sehen konnte; davon ging ich jedenfalls aus. Und kaufte das Herz. Glück für zwei Euro. Ich steckte es in meine Handtasche. Auf dem Boden dieser Tasche schlummerte es jahrelang unbemerkt zwischen unbrauchbar gewordenen Kugelschreibern, Kopfschmerztabletten und Taschentüchern, bis es mir kürzlich beim Kramen wieder zwischen die Finger geriet. Es schillerte noch genau wie an jenem Abend, das Glück.

Nach dem Essen gingen Kees und ich zur Elternetage zurück. Das Herz sei unterwegs, hatte man uns gesagt. Auf dem Balkon vor unserem Zimmer saßen Susanne und Astrid, eine Mutter, die Susanne von früheren Aufenthalten »auf Station« kannte und deren Kind den Norwood III gerade erfolgreich hinter sich gebracht hatte. Es war ein angenehm warmer Abend. Die beiden hatten eine Flasche Wein geöffnet, wir setzten uns dazu. »Jetzt müsste man doch bald den Hubschrauber hören!« Susanne schaute gen Himmel. Gedankenverloren, wie immer. Der Hubschrauber-Landeplatz war ganz in der Nähe der Kinderklinik. Allerdings gibt es verschiedene Arten, ein Spenderherz zu befördern. Es hätte auch mit einem Krankenwagen kommen können oder mit dem Düsenjet. Ich kann mich an nicht mehr viel von unserer weiteren Unterhaltung erinnern. Nachdem bis Mitternacht keine neue Nachricht eingetroffen war, fuhr Kees nach Hause. Susanne und Astrid hatten sich vorgenommen, mit mir durchzuhalten, bis feststand, dass das Herz gut in Gießen angekommen war.

Leider befinden sich OP-Säle auf einem anderen Stern. Das Gefühl hatte ich schon immer. Noch bei keiner Operation von Jens war es möglich gewesen, stichhaltige Informationen aus dem OP-Saal zu bekommen. Das Sprachrohr zu den Chirurgen war die Intensivstation, von der man nur Antworten bekam wie »Wir können dort momentan niemanden erreichen« oder »Es hat sich noch niemand bei uns gemeldet«. Eigentlich konnte man erst dann beruhigt sein, wenn man sein Kind wieder leibhaftig vor sich sah.

Susanne, Astrid und ich hatten uns nach drinnen, an den großen Tisch im Aufenthaltsraum, verzogen und die zweite Flasche Rotwein geöffnet. Ungefähr alle vierzig Minuten rief ich die Intensivstation an, nur um immer wieder zu hören, dass man noch keine Nachricht aus dem OP habe und nicht wisse, ob das Herz schon in Gießen sei. Hubschraubermotoren hatten wir jedenfalls noch nicht gehört. Es war weit nach Mitternacht. Susanne entschuldigte sich: »Es tut mir echt leid, Annett, aber mir fallen gleich die Augen zu. Bist du mir böse?« Nein, natürlich nicht. »Keine Sorge, Susanne, ich halte die Stellung, auch wenn wir noch zwei Flaschen Rotwein trinken müssen«, meinte Astrid. Der Raum war jetzt menschenleer. Astrid und ich palaverten über Gott und die Welt. Sicher auch über Herztransplantationen und die Lebensgeschichten unserer Kinder, aber ehrlich gesagt kann ich mich auch daran nicht mehr gut erinnern. Es wurde zwei Uhr morgens. Keine Nachricht aus dem OP. War das ein Hinhaltemanöver? Langsam wurde ich nervös.

Astrid blieb. In den tiefsten Tälern erfährt man sehr viel Menschlichkeit.

Drei Uhr. Nichts Neues aus der Intensivstation. Ich wollte mich jetzt nicht länger hinhalten lassen. Obwohl ich schon einige Gläser Rotwein getrunken hatte, gelang es mir, die Durchwahl zum Operationssaal herauszufinden. Vier Uhr. »Wieso soll das Herz nicht angekommen sein? Ihr Sohn ist schon lange transplantiert! Er ist gerade auf dem Weg in die Intensivstation. Alles ist gut verlaufen!«

In so einem Moment ist man nicht empört. Man ist unendlich erleichtert. Und sollte schlafen gehen.

*

Später berichtete mir Dr. Schäfer, dass die Rückreise nach Gießen tatsächlich sehr turbulent verlaufen war. Es hatte Abstimmungsprobleme mit den Piloten gegeben. Der Abflug hatte sich verzögert, letztendlich musste man ein anderes Flugzeug und eine andere Route nehmen als geplant und das letzte Stück mit dem Auto zurücklegen. Einen Hubschraubermotor hätten wir also in der Tat nicht hören können. Nach viereinhalb Stunden – also gerade noch rechtzeitig, bevor es unbrauchbar geworden wäre – war das Herz in Gießen angekommen.

Henny, die die ganze Nacht mit am OP-Tisch gestanden hatte, erzählte mir, dass sich die Chirurgen sehr über mein Anliegen gewundert hatten, Jens' »altes« Herz sehen zu dürfen. Diesen Wunsch hätte noch nie jemand geäußert, und ihm wurde nicht stattgegeben. Sie habe dreimal nachgefragt, es aber nicht verhindern können: »Das Herz sah so furchtbar aus, das hättest du gar nicht sehen wollen! Es war wie ein riesengroßer, ausgeleierter Fleischbatzen.«

Ein ausgeleierter Fleischbatzen. Fünf Jahre unseres Lebens. Einfach ad acta gelegt.

EINER GING IN DIE EWIGKEIT

Das neue Herz. Nein, für mich ist dieses Herz kein »Ding«. Dieses Herz gehörte einmal einem Kind, das Weihnachten und Ostern gefeiert hat, das Fahrrad gefahren und zur Schule gegangen ist, das mit seinen Freunden gelacht hat und von seinen Eltern getröstet wurde, wenn es traurig war.

Dieses Herz ist ein Geschenk, das mit keinem Geld der Welt zu bezahlen ist. Ein Geschenk, das wir von fremden Eltern bekommen haben, für die es untrennbar mit dem schlimmsten aller Verluste im Leben eines Menschen verbunden ist. Ein großartiges Geschenk.

Einer ging in die Ewigkeit und ließ ein Stück seiner Ewigkeit für uns zurück. Deswegen darf Jens weiterleben. Niemals werde ich das vergessen. Ich werde diese Eltern nie kennenlernen. Ich weiß nicht, welche Hautfarbe sie haben und woran sie glauben. Aber ich hoffe von ganzem Herzen, dass die Tatsache, einem anderen Kind das Leben gerettet zu haben, ihnen ein klein wenig Trost gegeben hat.

DAS GANZE HERZ

Zusammen mit meinem Mann wurde ich am Morgen des 23. Mai in das große Zimmer der Gießener Intensivstation geführt. An den Platz, an dem Dr. Glöckner zwei Monate zuvor die Nacht mit unserem Sohn verbracht hatte. Ich erschrak. Es war genau das eingetreten, was Susanne die ganze Zeit befürchtet hatte: Auf Intensiv war kein Einzelzimmer frei. Jens war transplantiert, sein Immunsystem auf null heruntergefahren, und er teilte ein Zimmer mit fünf frisch operierten Kindern inklusive Eltern und Pflegepersonal. Obwohl man uns versicherte, dass »das mit der Isolation« noch nicht so wichtig war, solange Jens beatmet wurde, hätte ich schreien können. Da hält man dieses Kind mit allen erdenklichen Mitteln am Leben, transplantiert ihm ein Herz, auf das man fast fünf Monate lang verzweifelt gewartet hat, nur um es danach in ein Zimmer zu legen, in dem es zuging wie auf einem orientalischen Basar?! Zwar wurden alle, die das Zimmer betraten, dazu angehalten einen Mundschutz zu tragen, aber bei den Temperaturen, die in diesem Zimmer herrschten, blieb er selten über der Nase.

Trotz meiner Aufregung versuchte ich, rational zu bleiben. Was wäre die Alternative gewesen? Von allen Optionen, die es für Jens gegeben hatte, hatten wir die beste erhalten. Wir hatten unser Herz bekommen, und wir waren in der Klinik, die europaweit die meiste Erfahrung im Transplantieren von Kinderherzen hatte. Die logistischen Probleme, die es jetzt gab, hatte niemand absichtlich herbeigeführt. In diesem Jahr hatte es in Gießen bereits ungewöhnlich viele Herztransplantationen gegeben. Vier Babys hatten ein neues Herz bekommen, Jens und Daniel waren mit höchster Dringlichkeit gelistet, ein paar Kinder warteten zu Hause. Einen Jungen im Alter von Jens hatte man aus Platzmangel kurzfristig einer anderen Klinik übergeben müssen. Bei wem und worüber sollte ich mich also beklagen?

Man versprach uns, Jens zu verlegen, sobald ein Einzelzimmer frei würde. Dr. Schäfer erklärte uns, dass es momentan vor allem wichtig sei, Jens' Blutdruck unter Kontrolle zu bekommen. Sein behäbiger Deux-Chevaux-Motor war gegen den eines Ferrari ausgetauscht worden, der jetzt mit einer Power das System in Gang hielt, die Jens' Körper noch nie widerfahren war. Man musste höllisch aufpassen, dass Jens bei dem Druck, mit dem sein neues Herz pumpte, nicht sprichwörtlich der Kragen platzte. Platzte eine Ader im Gehirn, wurde es aufgrund der Gerinnungshemmer, die Jens' Blut zugeführt wurden, hoffnungslos überflutet werden. Über die Konsequenzen wollte ich lieber nicht nachdenken.

*

Nach der ersten, zweiten, dritten OP hatte ich immer genau wissen wollen, was die Schlangen auf dem Monitor und die Werte der Blutgasanalyse zu bedeuten hatten. Über die Jahre hatte ich mir einen brauchbaren Wissensschatz angeeignet, und manchmal bildete ich mir sogar ein, mitreden zu können. Jetzt war das anders. Ich stand wieder da wie der Ochse vor dem Berg. Aber ich konnte unmöglich den ganzen Tag bei Jens stehen, auf den

Monitor starren und zusehen, wie die Blutdrücke von 160 nach 185 und zurück schossen. Dieses Mal, so entschloss ich mich, würde ich den Ärzten voll und ganz vertrauen – und einfach nicht nachfragen. Also nahm mich mein Mann vorerst mit nach Hause.

Am Nachmittag sollte bei Jodie und Pauline ein Schulfest steigen. Gelegenheit, die frohe Kunde zu verbreiten. Ich bin kein Typ, der Neuigkeiten hinausposaunt und dabei in Begeisterungsstürme ausbricht. Ich beherrsche mich. Doch die Freude, die uns entgegenschlug, als wir sagten: »Jens hat sein Herz!«, steckte mich an. Es warf mich um, wie viele Menschen mit uns um Jens gezittert hatten. Einige dieser Mütter und Väter kannten Jens schon lange; es waren die »Wald-Eltern« aus dem Kindergarten, die sich die vergangenen Monate mit um Jodie und Pauline gekümmert hatten. Aber auch Eltern und selbst Kinder, die Jens nur vom Sehen kannten und wussten, wie schlecht es um ihn stand, kamen auf uns zu und beglückwünschten uns. Ein schönes Gefühl. So, als hätte man wirklich etwas richtig gemacht.

Den Abend verbrachten wir zu Hause, als Familie. Es war lange her, dass wir gemeinsam um unseren Tisch gesessen hatten. Am nächsten Morgen fuhren wir alle zusammen nach Gießen. Jens lag noch immer beatmet und nackt im großen Zimmer aufgebahrt, an seinem Platz direkt am Fenster. Vom Balkon aus konnten die Zwillinge ihn sehen. Diesen Anblick kannten sie bisher nur von Fotos. Erst schauten sie skeptisch, aber nachdem ich ihnen die Funktionen der Geräte erklärt hatte, gaben sie sich zufrieden. Kinder sind wunderbar. Für sie zählt nur das Endresultat: Jens liegt da, er hat ein neues Herz und es schlägt!

Am dritten Tag nach der Transplantation durfte Jens in

ein Einzelzimmer umziehen. Auch dort wurde er mit Plastikhandschuhen angefasst und seine benutzten Windeln und die schmutzige Wäsche waren hermetisch versiegelt. Ich wunderte mich, weil ich dachte, das sei nur eine Maßnahme für das große Zimmer gewesen. Zum Schutz von Jens, um ihn nicht zusätzlichen Keimen auszusetzen. »Nein, wir machen das wegen seiner Hepatitis.« Ich schaute die Krankenschwester entgeistert an: »Hepatitis? Davon hat mir niemand etwas erzählt!« – »Doch, so steht es in seiner Akte.« Ich wusste nicht, dass Hepatitis ganz einfach Leberentzündung bedeutet, die alle möglichen Ursachen haben konnte, nicht zuletzt die monatelange Abhängigkeit von starken Herzmedikamenten. Für mich war Hepatitis die Folge von verseuchten Bluttransfusionen. Hatte Jens etwa eine Blutkonserve von einem Drogensüchtigen bekommen – und mir hatte man das nicht gesagt!? Ich kochte vor Wut, und ich war der Verzweiflung nahe.

Man kann viel ertragen und Übermenschliches leisten, während man damit beschäftigt ist, sein Schiff vor dem Untergang zu retten. Ist das Land aber in greifbarer Nähe, bringen einen die geringsten Rückschläge aus dem Gleichgewicht. Man wird hypersensibel, wittert Gefahren von allen Seiten und toleriert nichts mehr, was der frohen Erwartung auf den sicheren Hafen widersprechen könnte. Deshalb war ich ziemlich ungehalten, als ich den Oberarzt bat, mir zu erklären, wie es bei Jens zu einer Hepatitis kommen konnte: »Wieso Hepatitis? Nein, die Vorsorgemaßnahmen werden wegen dem Rota-Virus getroffen. Zum Schutz der anderen Patienten.« O.k. Alles eine Folge der Fehlkommunikation. Trotzdem bat ich den Arzt, mir in Zukunft auch schlechte Nachrichten nicht vorzuenthalten. Im Moment gab es jedoch keinen

Grund zur Sorge. Man war sehr zufrieden mit Jens. Er sollte jetzt langsam aufwachen und von der maschinellen Beatmung entwöhnt werden. Danach folgten schrittweise die schmerzhafte Entfernung der Drainageschläuche, Katheter und Verbandspflaster. Spätestens dann war meine Verschnaufpause zu Ende. Für Jens bedeutete das Aufwachen auch, dass er langsam aber sicher die unzähligen Medikamente zur Prophylaxe gegen alle nur erdenklichen Krankheiten über den Mund einnehmen musste. Dazu musste er vor allen Dingen wieder das Essen lernen.

In den ersten zwei Wochen nach der Transplantation ist die Abstoßungsgefahr für das Spenderorgan extrem hoch und dementsprechend weit muss das Immunsystem heruntergefahren werden. Die Kinder reagieren sehr individuell auf die Medikamente zur Immunsuppression, und für jedes Kind muss »seine« Dosierung gefunden werden. Das ist schlichtweg eine Sache des Ausprobierens, bei der Entgleisungen in die eine oder andere Richtung immer möglich sind. Ein Zuwenig hat eine Abstoßungsreaktion zur Folge, ein Zuviel kann zu Nierenversagen führen. Der Körper reagiert blitzschnell auf minimale Veränderungen der Medikation, und genauso blitzschnell müssen die Ärzte gegensteuern. Ich lernte bald, dass die Kunst der Transplantationsmedizin nicht in der chirurgischen Arbeit besteht – da gibt es für Kinderherzchirurgen weitaus schwierigere Aufgaben –, sondern darin, den Körper auf das neue Organ einzustellen. Das ist umso komplizierter, je umfangreicher die medizinische Vorgeschichte der Patienten ist.

Aufgrund der Immunsuppression musste alles um Jens herum möglichst keimfrei gehalten werden: Türen geschlossen, möglichst wenig Publikumsverkehr, Besuche nur mit frischem Kittel und Mundschutz. Alles, was ins

Zimmer kam, musste desinfiziert werden. Nur abgepackte Lebensmittel, kein Obst, keine frischen Brötchen, keine Wurst von der Fleischtheke. Kein Essen vom Kinderbüfett, sondern speziell zubereitete, keimarme Rentnerkost. Ein Albtraum. Erwartete man wirklich von Jens, dass er so wieder das Essen lernte?

»Mama, wieso krieg ich nicht mehr die Brotgesichter wie auf Czerny?«

Mit all diesen Vorkehrungen konnte ich leben. Das Einzige, was für mich wirklich schlimm war, war die Tatsache, dass der Sommer 2003 der heißeste seit fünfhundert Jahren war und wir ohne Klimaanlage im fünften Stock direkt unter einem Flachdach saßen. Fenster öffnen war verboten, da die Herpes-Viren, die für transplantierte Menschen am gefährlichsten sind, über die Luft transportiert werden. Windpocken, wie der Name schon sagt.

Ein Mundschutz riecht wie eine Zahnarztpraxis, und abgesehen davon, dass einem beim Ausatmen ständig die Brille beschlägt, kriegt man darunter auf Dauer eine Kohlendioxidvergiftung. Nach spätestens drei Stunden bekam ich höllische Kopfschmerzen. Ich biss die Zähne zusammen, denn ich sah, dass Jens, der diesen Mundschutz nicht brauchte, sehr schöne Fortschritte machte. Er war munter und gut gelaunt. Pippi Langstrumpf hatte wieder Einzug gehalten: »Steckt ihn sofort in den tiefsten Keller! Da soll er bleiben, bis er den Putz von der Wand frisst!« Jens wendete den Spruch bei jeder Gelegenheit an und brachte damit sogar die Ärtze auf der Intensivstation zum Lachen, und das will etwas heißen. Nach einer Woche brauchte er keine Herzmedikamente mehr, der zusätzliche Sauerstoff, den er über eine Sauerstoffbrille erhielt, konnte immer weiter heruntergefahren werden, der Blutdruck schien im Griff. Bald sollten auch die Medikamente zur Immunsuppression von »intravenös« auf »oral« umgestellt werden. Wenn er dann noch einigermaßen essen würde, so dass man diesen Broviac-Katheter endlich ziehen konnte … So glatt war es noch nie gelaufen. Es war zu schön, um wahr zu sein!

Natürlich war mein Optimismus etwas verfrüht. Es gab noch einige Baustellen. Mal verrutschte der Broviac und musste festgenäht werden, mal hatte sich Flüssigkeit um die Lunge angesammelt, so dass der Drainageschlauch neu gelegt werden musste. Das Zwerchfell stand immer noch nach oben und drückte die Lunge zusammen. Sie musste aufgebläht werden, damit Jens genug Luft bekam. Zu allem Überfluss stellte man fest, dass sich in seiner Lunge eine Pilzinfektion breitgemacht hatte. Nichts Ungewöhnliches für Menschen mit geschwächtem Immunsystem, aber extrem gefährlich. Über die Lunge kann sich so ein Pilz im ganzen Körper ausbreiten und andere Organe und das Gehirn infizieren. Zur Behandlung dieser Infektion musste Jens alle paar Stunden ein scheußliches Medikament inhalieren, gegen das er sich mit vollem Körpereinsatz wehrte. Als er sich schließlich so sehr aufregte, dass er sich übergeben musste, ließ man es über einen der Infusionsschläuche laufen. Es war ohnehin ein schier unlösbares Problem, Jens dazu zu bringen, alle Medikamente zu schlucken. Erstens, weil er schon so lange nichts mehr gegessen hatte, zweitens, weil er sich über die Jahre angewöhnt hatte, alles, was seinem Gaumen nicht behagte, mitsamt dem Mageninhalt wieder retour zu schicken. Sein derzeitiges Menü bestand aus Pasten, Pillen, Säften, Tropfen, aufgelösten Tabletten und Inhalaten, das Ganze vier bis fünf Mal täglich. Vom wichtigsten Medikament – Ciclosporin zur Verhinderung der Abstoßung – waren zwar nur vier Tropfen nötig, die man auf die Zunge träufeln konnte. Diese vier Tropfen schmeckten aber so widerlich, dass einem dabei die Galle hochkam. Ciclosporin war nicht nur das wichtigste, sondern auch das wirksamste Medikament, von dem ein Tropfen zu viel oder zu wenig eine Entgleisung auslösen konnte. Erbrach Jens, dann wusste man nie, wie viel Ciclosporin er letztendlich aufgenommen hatte.

Die Medikamente wurden für Jens und mich zum echten Psychoproblem. Jens hatte ein Druckmittel an die Hand bekommen, mit dem er mich zur Weißglut bringen konnte. Ständig versuchte er, mit mir zu verhandeln: »Noch ein Buch lesen, dann nehm ich die Tabletten. Noch ein Video schauen. Noch ein Gummibärchen essen …« Er war zu klein, um zu begreifen, was für ihn auf dem Spiel stand. Er verstand nicht, warum er seine Medikamente jetzt pünktlich nehmen musste, wenn das früher nie eine große Rolle gespielt hatte. Selbst wenn ich zu ihm sagte: »Jens, die lassen dich nicht heim, wenn du deine Medikamente nicht anständig nimmst!«, kümmerte ihn das wenig. Er wusste ja gar nicht mehr so richtig, was »daheim« war. So sehr ich ihn liebte, in diesen Momenten hätte ich mich vergessen können. Meine schlimmste Drohung war, dass ich ihn ins Kinderheim stecken würde, wie bei Pippi Langstrumpf. Wenn er mich später verschmitzt anschaute und meinte: »Mama, du hast das doch nicht ernst gemeint mit dem Kinderheim, oder? Dann hast du ja keinen Jens mehr«, schmolz ich dahin. Wie sollte es anders sein.

Jeden Abend telefonierte Jens mit Jodie und Pauline. Ich hatte ihm das Handy vermacht, das ich mir für den Anruf aus Gießen gekauft hatte, der nie kam. Jens liebte es, zu telefonieren und dabei wie ein kleiner König in seinem Bett zu thronen, den Rücken an das hochgestellte Kopfteil angelehnt, die Beine lässig übereinandergeschlagen. So hätte er stundenlang schwatzen und kichern können. Das absolute Highlight für Jens war, wenn Kees die Mädchen am Wochenende mit nach Gießen brachte. Dann drehten wir Jens' Bett in Richtung Balkon, wo seine Schwestern standen und sie sich beim Telefonieren sehen konnten.

Bald kam uns auch Daniel auf der Intensivstation besuchen – im Rollstuhl, seinen Infusionsbaum im Schlepptau. Der Unterschied zwischen den beiden Jungen war frappierend. Jens war nicht mehr zyanotisch, seine Haut war rosig, von der Violettfärbung in seinem Gesicht war nichts mehr zu sehen. Es war nicht schwer, sich vorzustellen, was jetzt in Susanne vorgehen musste, und es verursachte einen Kloß in meinem Hals. Für Daniel lief die Sanduhr, und es waren nicht mehr viele Körnchen in der guten Hälfte. Doch Susanne verlor darüber nie einen Kommentar. Sie vermittelte mir nie den Eindruck, dass ich mich schlecht fühlen müsste. Sie freute sich mit uns. Das rechnete ich ihr hoch an. In gewisser Weise verhielt Daniel sich ebenso heldenhaft, auch wenn er es nicht bewusst tat. Nie fragte er: »Warum hat Jens schon ein Herz und ich nicht?«, sondern er sagte und amüsierte sich dabei tierisch: »Wenn ich mein Herz habe, liege ich auch in so einem Zimmer wie der Jens und ihr müsst alle diesen dummen Mundschutz tragen!«

DAS LEBEN IST EINE PRALINENSCHACHTEL

Ungefähr zwei Wochen nach der Transplantation fühlte Jens sich plötzlich unwohl. Es war Nachmittag, er fieberte und erbrach, ihm war schwindlig. Ich vermutete, dass das mit dem Pilzmedikament zu tun hatte, denn man hatte mich vor diesen Symptomen gewarnt. Dr. Schäfer hatte mir erklärt, dass man einen Organtransplantierten mit einem Aids-Kranken vergleichen könne: Beide würden durch die gleichen Krankheiten weggepustet. Gegen die meisten dieser Krankheiten gab es zwar Medikamente, und an ihrer Einnahme führte auch kein Weg vorbei. Sie alle hatten aber starke Nebenwirkungen, von denen Übelkeit und Fieber noch die harmlosesten waren. Viel schlimmer war die Belastung, die sie für Leber und Nieren darstellten.

Jens' Zustand verschlechterte sich rasend schnell und er verhielt sich so merkwürdig, wie ich es bei ihm noch nie gesehen hatte. Er bekam Angst, jede Berührung tat ihm weh, und bald verfiel er in einen Dämmerzustand. Seine Augenlider, sein Gesicht, Arme und Beine schwollen auf das Doppelte ihrer Größe an. Das alles passierte innerhalb weniger Stunden. Dabei schien Jens große Schmerzen zu haben. Es war ein furchtbarer Anblick. Als die Ärzte sich in Jens' Zimmer versammelten, räumte ich freiwillig das Feld. In Gießen gibt es ein paar unverkennbare Zeichen, dass gerade etwas fürchterlich verkehrt läuft: Wenn sich mehrere Ärzte »außer der Reihe« vor einem Bett treffen, wenn sie gemeinsam vor dem Computerterminal diskutieren und wenn der »Chef« mit von der Partie ist.

Erst zweimal in all den Monaten hatte ich Professor Leon besorgt gesehen. Das erste Mal nach Jens' Herzstillstand. Das zweite Mal jetzt. Der Professor stand da, den Kopf zur Seite geneigt, die eine Hand unterm Kinn, den Ellbogen in die andere Hand gestützt, ohne die Spur eines Lächelns. Durch die geschlossene Glastür sah ich die Männer vor Jens' Bett diskutieren. Ich wollte es nicht glauben. Ich setzte mich auf die grauen Gitterstühle vor der Intensivstation und starrte die Wand an. Was musste dieses Kind noch alles erdulden?

Jens hatte eine Medikamentenvergiftung. Der Ciclosporin-Spiegel war in astronomische Höhen geschossen. Das Ciclosporin in Kombination mit dem Pilzmedikament war zu viel für seine Nieren. Sie konnten ihrer Aufgabe, die ganzen Giftstoffe aus Jens' Blut zu filtern und mit dem Urin zu entsorgen, nicht mehr gerecht werden. Die Folge war ein akutes Nierenversagen. Diesmal war es Dr. Schäfer, der bis tief in die Nacht mit mir bei Jens saß. Jens war nicht mehr ansprechbar. Sein Körper wurde praller und praller. Er hielt alle Flüssigkeit zurück. Dr. Schäfer sprach von Dialyse als letzter Möglichkeit. Nach einer Zeit, die endlos schien, gelang es Jens, das Ruder herumzureißen. Noch nie hatte ich mich so über einen Urinstrahl gefreut wie in dieser Nacht. Wie unglaublich stark dieses Kind doch war!

Am nächsten Morgen, nach zwei, drei Stunden Schlaf, kündigte Dr. Schäfer an, dass man als Folge dieser Vergiftung das Ciclosporin sofort absetzen müsse. »Es gibt da noch ein anderes Mittel: ATG. Das ist nicht so schädlich für die Nieren. Obwohl wir das ungern verwenden, weil es das Immunsystem komplett ausschaltet. Damit wird Jens wirklich allem schutzlos ausgesetzt sein. Wenn er sich unter ATG die Windpocken einfängt, ist er weg vom Fenster. Aber es bleibt uns nichts anderes übrig; wir müssen der Niere Zeit geben, sich zu erholen. In der Zeit, wo er ATG bekommt, sollte außer Ihnen und Ihrem Mann kein Besuch ins Zimmer.« Gut, nehmen wir ATG. Wenn es nützt. Was wusste ich schon? Das mit dem Besuch würde Jens allerdings schwerfallen. Einige der Krankenschwestern, Henny, Brigitte, Daniel, Susanne, die Physiotherapeuten, die Vorlese-Frau – sie alle hatten regelmäßig bei ihm vorbeigeschaut. Selbst die Clown-Doktoren, die Jens schon seit Monaten einmal die Woche unterhielten und über deren Witze er sich immer köstlich amüsierte, waren zu Besuch gekommen. Ich persönlich war diesem bunten Treiben skeptisch gegenübergestanden; schließlich wollte ich kein unnötiges Risiko für Jens eingehen. Es war Dr. Schäfer, der zu mir sagte: »Lassen Sie Ihrem Sohn doch das Vergnügen! Lachen trägt zur Genesung bei!« Wenn er jetzt jeglichen Besuch verbot, musste es ihm wirklich ernst sein. Ab jetzt mussten sich Jens' Freunde also damit begnügen, ihm durch die Glastür zuzuwinken.

Den Mädchen hatten Kees und ich nichts von Jens' Rückschlag erzählt. Ich hatte das Gefühl, dass es uns ganz gut gelungen war, die Anspannung der letzten Tage vor ihnen zu verbergen. Kees war in den Stunden, in denen er mich im Krankenhaus ablöste, nicht müde geworden, Jens mit der Videokamera zu filmen und so die Zwillinge am Geschehen teilhaben zu lassen. Aber es wurde immer offensichtlicher, dass Jodie und Pauline ihr Limit erreicht hatten. Drei Monate hatten sie Jens und mich nun schon entbehren müssen. Vor allem Jodie fing an, Nerven zu zeigen. Sie kränkelte und war extrem anhänglich. Weil sich alles so lange hinzog, hatte der Sozialdienst, der die Haushaltshilfen stellte, öfters einen Personalwechsel vornehmen müssen. Nicht immer waren meine Töchter mit den »Ersatzmüttern« zurechtgekommen. In letzter Zeit hatten die beiden damit begonnen, diejenigen, die sie nicht mochten, wegzuekeln. Es gab Tränen – sowohl bei den Hilfen als auch bei unseren Töchtern –, und Kees hatte nach Dienstschluss alle Hände voll zu tun, die Fronten zu klären. Wir gingen deshalb mehr und mehr dazu über, Jodie und Pauline nach der Schule bei Freundinnen unterzubringen, wo Kees sie abends abholte.

Es tat mir in der Seele weh, Jodie so unglücklich zu sehen; aber Gießen war zu weit weg, als dass ich die Strecke jeden Tag mit dem Auto hätte bewältigen können. An meinen Heimwochenenden bemühte ich mich, den Haushalt links liegen zu lassen und stattdessen meinen Töchtern mehr Aufmerksamkeit zu schenken. An einem dieser Wochenenden, kurz bevor ich mich wieder auf den Weg nach Gießen machte, bekam ich einen Anruf von Susanne. Sie klang aufgekratzt und überglücklich: »Daniel bekommt sein Herz!« Zwei Wochen nach Jens. Auch diesmal war kein Hubschrauber zu hören. Daniels Herz kam ganz unspektakulär – mit dem Auto. Diesmal war ich es, die sich gegen zwei Uhr morgens ins Bett verzog. Die Transplantation verlief reibungslos. Susanne strahlte.

Daniel erholte sich überraschend schnell. Susanne sollte jedoch noch einmal recht bekommen mit ihrer »Platzangst«, denn auch er war zunächst im großen Zimmer gelandet. In dem einen Einzelzimmer lag Jens, in dem anderen ein gerade transplantiertes Baby. Nachdem Daniels Beatmungsschlauch gezogen war, musste das Baby zu Jens gelegt werden, ATG hin oder her. Dadurch verdoppelte sich das Personenaufkommen in unserem Zimmer. Mit den Schwestern, den Ärzten, den Eltern des Babys, mir und Jens befanden sich oft neun Personen gleichzeitig in diesem winzigen Raum. Ich war besorgt, aber ich konnte es nicht ändern. Ich konnte nur beten, dass keiner von ihnen Windpocken hatte!

Wenig später rief mich eine der Waldmütter an, bei der wir unsere Töchter für ein paar Tage untergebracht hatten: »Ich war gerade mit Jodie beim Arzt. Sie hat die Windpocken.« War es zu fassen oder hatte der Teufel seine Finger im Spiel?! Da hatte ich die Mädchen vier Jahre lang in den Wald geschickt, um sie vor Infektionen zu schützen, und jetzt war Jodie in der Schule und hatte die Windpocken. Im Grunde war das nicht so tragisch, denn sie lebte weit weg, und die Zwillinge durften Jens sowieso nicht besuchen. Aber sie war ja bereits am Wochenende ansteckend gewesen. Und ich wusste nicht, ob ich die Windpocken schon hatte und womöglich als tickende Zeitbombe durch die Gegend lief! Zur Sicherheit wurde ich aus Jens' Zimmer verbannt und durfte es erst wieder betreten, nachdem ein Bluttest den Nachweis erbracht hatte, dass ich gegen Windpocken immun war. Also drei Tage später. Wie unendlich froh war ich jetzt, dass das Baby bei Jens im Zimmer lag und seine Mutter während dieser drei Tage nach dem Rechten schaute! Jens wäre verkümmert alleine.

Natürlich war es sehr wahrscheinlich, dass Pauline nun auch die Windpocken bekommen würde. Jodie war noch mindestens zehn Tage ansteckend. Pauline würde also frühestens in zehn Tagen und spätestens in drei Wochen ansteckend sein und es dann zehn Tage lang bleiben. Die beiden durften somit mindestens vier Wochen nicht auf das Klinikgelände. Das war hart. Was allerdings noch härter war: Jens durfte folglich die nächsten vier Wochen nicht nach Hause! Nun, ich entschloss mich, es als Segen zu betrachten, dass die Mädchen die Windpocken bekommen hatten, bevor Jens nach Hause gekommen war. Ehe bei Pauline die erste Windpocke sichtbar wurde, bekam sie noch die Ringelröteln. Jens schluckte vorsorglich Immunglobuline gegen beides.

Nach diesen Episoden schien es endlich wieder bergauf zu gehen. Das Baby, die kleine Maja, war auf Czerny verlegt worden, Jens hatte sein Einzelzimmer wieder, das ATG wurde abgesetzt. Mein Sohn wurde moppelig. Das lag zwar nicht an seinem Appetit, sondern an den hohen Dosen Cortison, aber es ging Jens jetzt so gut, dass man damit beginnen konnte, an seinen »Muskeln« zu arbeiten. Die Physiotherapeuten hatten ihm ein Dreirad mitgebracht, mit dem er im Zimmer herumkurven und den Balkon auf und ab fahren durfte. Natürlich nur mit Mundschutz und erst, nachdem die Schwestern alle Fenster auf Station geschlossen hatten. Sie gingen wohl davon aus, dass die Herpes-Viren nicht so frech waren, von Stockwerk zu Stockwerk zu fliegen, sondern sich auf die Horizontale beschränkten. Vom Balkon aus konnte Jens Daniel zuwinken. Auch er schien sich gut zu erholen und saß bereits aufrecht in seinem Bett. Vielleicht waren wir jetzt endlich alle über den Berg. Langsam konnte man wagen, diese Hoffnung zu hegen.

Langsam wurde es auch Zeit. Vor allem Jodie litt sehr darunter, dass sie nicht mehr aufs Klinikgelände kommen und ihren Bruder sehen durfte. Ebenso litt sie unter meiner Abwesenheit, und sie versuchte mit allen Mitteln, mir zu zeigen, dass es sie auch noch gab. Einer ihrer größten Wünsche war es, einen Gips zu bekommen, auch wenn sie dafür von der höchsten Schaukel springen musste. Ihre seelischen Streicheleinheiten nahm sie sich aus allen Quellen, die sich ihr boten: Lehrer, Mütter und die Ärzte, von denen sie nach ihren Kamikazeaktionen behandelt wurde.

Pauline machte auf mich einen wesentlich ausgeglicheneren Eindruck. Aber da irrte ich mich gewaltig! Während Jodie ihren Kummer nach außen trug, fraß Pauline alles in sich hinein. An einem meiner Heimsonntage saß ich mit den Mädchen am Küchentisch und erzählte eine belanglose Anekdote aus dem Klinikalltag. Die Mädchen begannen zu lachen. Paulines Gelächter wurde immer hysterischer, bis sie plötzlich zur Toilette rannte und mit lautem Knall die Tür hinter sich zuschlug. Ich konnte hören, wie sich das Gelächter in ein fürchterliches Schluchzen verwandelte, welches sie krampfhaft vor uns zurückzuhalten versucht hatte. Mein Gott, das Kind war sieben Jahre alt! Was musste sie durchgemacht haben, wenn sie sich nicht einmal traute, vor ihrer Schwester und ihrer Mutter darüber zu weinen? Wie viel wusste ich eigentlich von meiner Tochter? Sie tat mir so leid, ich war so beschämt. Ich holte sie aus der Toilette heraus und hielt sie fest in meinen Armen. Jodie schob sich dazu, und die beiden heulten Rotz und Wasser. Jetzt brach all das aus ihnen heraus, was sich seit Monaten, ja vielleicht sogar seit Jahren aufgestaut hatte: Sie hatten solche Angst, dass Jens nie mehr nach Hause kommen würde! Er war jetzt schon so lange weg und sie durften ihn nicht einmal mehr besuchen! Ich versuchte mich zu beherrschen, so gut es ging. Eigentlich war mir eher danach, mit ihnen zu heulen, aber das hätte sie nur zusätzlich verunsichert. Wir setzten uns zusammen aufs Sofa, Jodie in meinem rechten Arm, Pauline im linken. Ich versicherte ihnen, dass es Jens schon richtig gut gehe. Sobald er gelernt hatte seine Tabletten zu nehmen und wieder anständig zu essen, dürfe er nach Hause. Nur noch zwei, drei Wochen. Versprochen.

Als Kees an diesem Sonntag von Gießen nach Hause kam, erzählte er mir, dass mit Daniel etwas nicht stimme. Er habe Susanne auf dem Flur gesehen. Sie habe geweint. Was konnte passiert sein? Ich fuhr mit einem unguten Gefühl nach Gießen. Auf der Bank vor dem Klinikeingang saß Susanne. Ihre Augen waren verquollen, noch nie hatte ich sie in einem so schlimmen Zustand gesehen. Susanne war eher ein Typ wie Pauline, sie verkniff sich die Tränen, so gut es ging.

»Daniel hat eine Abstoßung. Sie haben ihn schon drei Mal operiert heute. Er bekommt eine Bluttransfusion nach der anderen, aber so, wie sie das Blut oben hineinschütten, holen sie es auf dem OP-Tisch wieder raus.« Sie begann zu weinen. »Wo sollen die denn so schnell ein neues Herz herkriegen, wenn er das jetzt abstößt? Haben wir die ganze Zeit gekämpft, damit wir jetzt alles verlieren?«

Ich legte meinen Arm um sie, obwohl ich wusste, dass ihr das wenig helfen würde.

Auf der Intensivstation konnte ich durch die Glastür die Ärzte sehen, die sich in Daniels Zimmer versammelt hatten. Ihre Körperhaltungen ließen nicht den geringsten Zweifel am Ernst der Lage. Daniel hatte eine akute Abstoßung, zwei Wochen nach seiner Transplantation. Sein Leben stand auf der Kippe. Es war entsetzlich.

Nachdem ich Jens in den Schlaf gesungen hatte, ging ich auf die Elternetage. Auf dem Weg dorthin sah ich Susanne mit ihrem Lebenspartner am Klinikeingang stehen und war froh, dass sie in diesem Moment jemanden hatte, der sie stützen konnte. Als ich unser Zimmer betrat, lag Daniels Vater auf Susannes Bett: »Entschuldigung, dass ich mich hier breitgemacht habe.« Ich winkte ab. Wen interessierte das jetzt? An diesem Abend führte ich zum ersten Mal ein Gespräch mit Daniels Vater.

»Ich war den ganzen Tag bei Daniel. Er hat sich nicht gut gefühlt und gesagt, dass er Bauchschmerzen und Kopfweh hat. Fieber hatte er auch. Ich habe denen mehrmals gesagt, dass da was nicht stimmen kann mit Daniel, aber sie haben nichts gemacht! Die haben mich überhaupt nicht ernst genommen!« Er war außer sich. »Den ganzen Tag lang habe ich gesagt, sie sollen diesen Ciclosporin-Spiegel messen. Als sie es dann endlich getan haben, war er im Keller. Da war überhaupt kein Ciclosporin mehr drin in Daniel!«

Ich erzählte ihm von Jens' Nierenversagen und dass auch bei ihm der Spiegel entgleist war, nur in die andere Richtung: »Manchmal leiten die schon Untersuchungen ein, ohne dass wir was davon mitbekommen. Ich glaube, die informieren uns erst, wenn sie selbst genau wissen, was los ist.« Ich erinnerte mich an mein Gespräch mit dem Oberarzt, als ich ihm sagte, er solle mir keine schlechten Neuigkeiten vorenthalten, und konnte mir gut vorstellen, wie der Tag für Daniels Vater gelaufen war. Auch ich konnte das Verhalten der Ärzte oft nicht verstehen.

»Weißt du, unsere Söhne haben schon so viel Unmögliches überlebt und es den Ärzten immer wieder gezeigt. Die Ärzte haben gesagt, dass Daniel und Jens mit den Herzmedikamenten, die sie damals nehmen mussten, keine drei Wochen mehr zu leben hätten, und sie haben fast drei Monate durchgehalten. Du darfst die Hoffnung noch nicht aufgeben. Wir haben das nicht in der Hand. Wenn Daniel leben will, dann wird er es schaffen. Und ich weiß, dass Daniel leben will, sonst wäre er nie so weit gekommen.«

Mit allem, was ich sagte, machte ich nicht nur Daniels Vater Hoffnung, sondern auch mir selbst. Ich hätte mir einen schöneren Anlass für das erste Gespräch mit ihm gewünscht. Ob Daniels Vater das, was ich ihm gesagt habe, irgendwie geholfen hat, weiß ich nicht. Ich hoffte es. Es sollte unser einziges Gespräch bleiben.

Die ganze Nacht kämpften die Kardiologen, Chirurgen und Intensivärzte um Daniels Leben. Bis zum nächsten Morgen war es ihnen gelungen, die Lage in den Griff zu bekommen.

*

Mittlerweile war es Mitte Juni. Als ich mit Jens nach Gießen gekommen war, hatte ich meinen Wintermantel an; jetzt zog ich im Weststadt-Bad unter freiem Himmel meine Runden. Am Tag nach Daniels Krise klingelte auf dem Rückweg vom Schwimmbad mein Handy. Ich sah die Nummer der Intensivstation auf dem Display. »Wir rufen Sie an, wenn etwas ist«, so hatten wir es vereinbart für die Zeit, in der ich unterwegs war. Noch nie hatte ich einen Anruf bekommen.

Es war der junge Arzt, der sich damals, nach Jens' Herzstillstand, zu mir auf die Bank gesetzt hatte. »Sind Sie unterwegs zur Klinik? Das ist gut. Jens hatte gerade einen Krampfanfall. – Nein, so dramatisch ist es nicht. Wir haben ihm Valium gegeben. Er ist schon wieder zu sich gekommen. Aber ich glaube, es ist besser, wenn Sie gleich zu ihm gehen.«

Ein Krampfanfall. Gut. Ich beschleunigte meinen Schritt, ohne übermäßig beunruhigt zu sein. Jens hatte schon öfters Fieberkrämpfe gehabt und sich nach einem Valium-Zäpfchen schnell wieder beruhigt. Vielleicht wusste der Arzt das nicht. Als ich zu Jens ins Zimmer kam, sah ich, dass man sein Bett umgestellt hatte. Es stand jetzt nicht mehr am Fenster, sondern mitten im Raum. Der Arzt beugte sich über Jens: »Jens, kannst du mich hören? Kannst du meinen Finger sehen?« Er fuhr mit seinem Zeigefinger vor Jens Augen auf und ab. Jens schien abwesend. »Was hat er denn?«, fragte ich. »Er hat ganz plötzlich zu krampfen angefangen als die Schwester ihm sein Frühstück brachte. Er war kurz bewusstlos. Wir haben ihm etwas gegeben, aber wir müssen das gut beobachten. Können Sie sich in der nächsten Stunde mit ihm beschäftigen und mir sagen, was Sie für einen Eindruck haben?«

Jens hatte kein Fieber. Ein Fieberkrampf hatte es also nicht sein können. Ich setzte mich an sein Bett und redete mit ihm. Er konnte meinem Blick nicht standhalten, atmete schwer und döste immer wieder weg. Der junge Arzt schaute ab und zu ins Zimmer. »Jens gefällt mir überhaupt nicht«, sagte ich zu ihm. Wieder machte er diesen Bewusstseinstest mit ihm: »Jens, siehst du, was ich hier um den Hals hängen habe? Hör mal, kannst du mir sagen, von welcher Seite der Ton kommt?« Plötzlich verdrehte Jens die Augen, wurde blass und sein Körper fing an, heftig zu zucken. Jemanden krampfen zu sehen, ist ein schrecklicher Anblick. Sein eigenes Kind krampfen zu sehen, ist unerträglich. Ein zweites Valium-Zäpfchen verfehlte seine Wirkung, also gab man Jens ein Medikament gegen Epilepsie.

»Wir müssen jetzt die Diagnostik einleiten.« Schon Dutzende Male hatte ich diesen Satz seit Jens' Geburt gehört und seine praktische Durchführung miterlebt. In Jens' Körper war etwas im Gange – man wusste nicht, was, musste es aber schnellstmöglich herausfinden, denn es konnte etwas Schlimmes sein. »Wenn er weiter so oberflächlich atmet, müssen wir ihn an die Beatmungsmaschine nehmen. Die Medikamente, die er bekommen hat, sind sehr stark, da kann es sein, dass er das Atmen ganz vergisst.«

Am Nachmittag dieses Tages, der so harmlos mit einem Ausflug ins Weststadt-Bad begonnen hatte, schaute ich auf mein Kind hinunter, das eben noch lachend auf dem Balkon Dreirad gefahren war. Jetzt bekam dieses Kind nichts mehr mit von seiner Umwelt, und ihm steckte ein Beatmungsschlauch im Hals. Wie es überhaupt so weit kommen konnte, stand noch nicht einmal fest.

Jens, was tue ich dir nur an? Darf ich das alles überhaupt von dir verlangen? Heute war ich es, die eine Schulter brauchte.

Auf dem Weg in die Mensa fragte ich Susanne: »Meinst du, dass es außer uns hier noch jemanden gibt, der so viel Mist erlebt?« – »Nein, Annett, ich glaube, wir sind dazu speziell auserwählt.« – »Ja, wahrscheinlich hast du recht. Wenn wir nicht so denken würden, hätten wir uns schon lange die Kugel gegeben!«

Wir saßen im gleichen Boot. Wir würden zusammen das Ufer erreichen oder zusammen untergehen.

Im Laufe des nächsten Tages konnte Jens von der Beatmung genommen werden, aber es ging ihm nicht gut. Es war bereits Abend geworden, die Station war ruhig. Jens saß erschöpft auf meinem Schoß und döste mit fieberheißem Körper vor sich hin. Ob er sich wohl ab und zu wunderte, warum es ihm immer wieder so schlecht ging? Die Stationsärztin – die Blonde, die mich damals so unwirsch angefahren hatte – kam ins Zimmer und bat mich, bei ihr vorbeizuschauen, nachdem ich Jens ins Bett gelegt hatte.

»Wir haben jetzt alle Blutwerte vom Labor zurückbekommen«, eröffnete sie mir im Arztzimmer. »Unsere Befürchtung hat sich leider bestätigt.« Befürchtung, verstehe. »Jens hat das Cytomegalie-Virus; das ist eine Variante des Herpes-Virus. Die gute Nachricht: Es ist eine der wenigen Virusinfektionen, gegen die es ein Medikament gibt. Wir haben mit Dr. Schäfer besprochen, dass wir dieses Medikament noch heute Abend ansetzen. Die schlechte Nachricht: Dieses Virus bleibt für immer im Körper und kann unter bestimmten Umständen reaktiviert werden.« Wir unterhielten uns noch etwas. Sie war viel netter, als ich dachte, obwohl ihre Nachricht zum Davonlaufen war. »Wir wussten, dass der Organspender CMV-positiv war. Normalerweise gibt man einem CMV-negativen Kind kein CMV-positives Organ. Aber wir hatten keine Wahl. Mit seiner Leber hätte Jens keine Woche mehr überlebt.«

Das waren also die Tatsachen. Jens hatte sein Herz auf den allerletzten Drücker bekommen, man hatte nicht wählerisch sein können. Das Medikament gegen das Virus war ein Teufelszeug, Gift für Leber und Nieren, krebserregend und so toxisch, dass ein Gesunder nicht damit in Berührung kommen durfte. Jens würde es vier Wochen lang direkt in die Adern geleitet bekommen. Danach würde er ein halbes Jahr lang riesige Kapseln schlucken müssen, die eigentlich für Erwachsene gedacht waren. In den Kapseln befanden sich fünfhundert Milligramm des Wirkstoffs, von dem Jens eigentlich nur einen winzigen Bruchteil gebraucht hätte. Wir hatten zwei Möglichkeiten: Jens dieses Medikament zu geben oder ihn an CMV sterben zu lassen. Wir entschieden uns für das Medikament.

Die Behandlung zeigte schnell ihre erhoffte Wirkung. Kaum dass es Jens besser ging und er kein Fieber mehr hatte, setzte er sich auf sein Dreirad und fuhr vergnügt den Balkon entlang. Auf der Höhe von Daniels Zimmer hielt er an. Die beiden winkten sich lachend zu.

*

Es muss Ende Juni gewesen sein, als Professor Leon Jens und mich beim täglichen Kampf um die Tabletten beobachtete. Wie immer stand ich kurz davor, die Nerven zu verlieren.

»Jetzt gehen Sie mal einen Kaffee trinken und lassen Sie mich das machen. Aber kommen Sie bloß nicht zu schnell zurück!«

Ich tat wie mir befohlen. Als ich wiederkam, sah ich Professor Leon auf Jens' Bettkante sitzen, in ein Gespräch »unter Männern« vertieft. Ich machte die Tür auf und bekam gerade noch mit, wie er zu Jens sagte: »Und wenn ihr wieder richtig fit seid, du und der Daniel, dann spielen wir zusammen Fußball. Da unten auf der Wiese neben der Kinderklinik. Weißt du noch?«

Am 10. Juli 2003 erfolgte die sehr erfreuliche Entlassung in stabilem Allgemeinzustand nach Hause. Unser gesamtes Schwestern- und Ärzteteam hat sich sehr für Jens und seine Familie gefreut.

NACHWORT: AUF WIEDERSEHEN, FEJO

Das alles ist jetzt acht Jahre her. Jens ist heute dreizehn, und das Einzige, was ihn an seine Vergangenheit erinnert, sind die Operationsnarben auf seiner Brust.

Die Elternetage gibt es nicht mehr. An der Stelle, wo Professor Leon mit Jens und Daniel Fußball spielen wollte, steht heute »Europas erstes Kinderherztransplantationszentrum«. Ein lustiges Gebäude, schief und bunt. *»Im Jahre 2003 entstand die Idee für das neue Kinderherztransplantationszentrum des Uniklinikums Gießen«,* las ich damals in der Presse. Es hatte wohl nicht nur bei uns Müttern einen bleibenden Eindruck hinterlassen, dieses Jahr! Bei der Einweihung des Gebäudes trafen wir damals Dr. Schäfer. »Wir haben jetzt alles, wovon wir immer geträumt haben: gute Leute, genug Platz, alles unter einem Dach. Sogar Mütterbetten und Bäder in den Krankenzimmern. Nur eines fehlt leider immer noch – die Organe«, sagte er zu uns. Diese Tatsache, die ihre Gültigkeit bis heute nicht verloren hat, macht einen traurig, wenn man weiß, was sich dahinter verbirgt.

Jens liebt »sein« Krankenhaus, auch wenn die neue Station Czerny keinen Balkon mehr hat und die liebe Brigitte aus dem Spielzimmer seit Kurzem ihren Ruhestand genießt. Wenn Jens heute nach Gießen fährt, ist das für ihn wie ein Nach-Hause-Kommen. Die Schmerzen und Katastrophen, die er als kleiner Junge hier erlebt hat, hat er in die hinterste Ecke seines Gehirns verbannt und sich dazu entschlossen, sich nur an die schönen Dinge zu erinnern: das leckere Essen, das tolle Spielzeug und die nettesten Krankenschwestern auf dem Erdball. Seine kessen Sprüche sind etwas deftiger geworden und bringen jetzt Schwesternschülerinnen zum Lachen. Ich beobachte mit Erstaunen, wie der Altersunterschied zwischen ihnen und Jens immer geringer wird. Viele der Menschen, die Jens damals begleitet haben, arbeiten nicht mehr in Gießen, aber bei Jens ist dieses tiefe Gefühl der Vertrautheit und des Vertrauens in »seine« Klinik geblieben.

Daniel und Jens haben sich nie aus den Augen verloren. Sie sind groß geworden, die zwei; schlacksige Teenager mit feinen Gesichtszügen, zu langen Haaren und diesem Blick, hinter dem sich etwas für die Außenwelt nicht Greifbares zu verbergen scheint. Als sie vor nicht langer Zeit für einen Routine-Eingriff zusammen in Gießen eincheckten, war es, als hätte man die Zeit zurückgedreht. Mit dem Unterschied, dass die Brotgesichter nun reißenden Absatz fanden und Professor Leon sich langsam beeilen muss, wenn er beim Fußballspielen gegen die Jungs noch gewinnen will. Für den Abend hatten Susanne und ich uns vorgenommen, die Straßen von Gießen unsicher zu machen. Wieder reichte es nur bis zum Bistro an der Ecke und einem Salat mit Putenbruststreifen. Der Rum-Cocktail, den wir uns zur Feier des Abends genehmigten, hatte einen Effekt, wie wir ihn von früher nicht kannten. Werden wir etwa alt?

Die Menschen, denen Daniel und Jens heute begegnen, merken nicht mehr, dass die zwei einmal anders waren. Dass das so ist, daran haben sie mit unglaublicher Willenskraft gearbeitet. Immer schon wussten sie, dass sie nicht so schnell laufen, nicht so weit springen, nicht so hoch hüpfen und Dinge nicht so schnell begreifen können wie ihre Freunde. Aber sie haben sich nie unterkriegen lassen. »Ich weiß nicht, ob ich das schaffe, aber ich kann es ja versuchen.« Sie schafften es immer. Fallen und aufstehen, immer wieder. Was Jens und Daniel »auf Station« erlebt haben, hat sie in mancher Hinsicht reifer gemacht als ihre Altersgenossen. Sie wissen, dass sie kein verbrieftes Recht auf Gesundheit haben. Der enge Kontakt mit Gießen, wo sie in regelmäßigen Abständen untersucht werden – stets mit einem erhobenen Zeigefinger, den neuen Herzen nicht zu viel Ungesundes zuzumuten –, erinnert Daniel und Jens immer wieder an die Verantwortung, die sie mit sich tragen. Doch die beiden haben sich ihr Talent, sich das Leben reich zu machen und Schönes bis zum Anschlag zu genießen, bis heute bewahrt. Oft hörte ich Jens anfangs sagen: »Mama, ich freu mich so! Guck mal, wie schnell ich jetzt rennen kann. Das hätte ich mit meinem alten Herzen nicht gekonnt!«, und es schnürte mir dabei die Kehle zu. Als Jens nach der Transplantation eingeschult wurde, war es für mich jedes Mal ein ergreifender Moment, wenn er mir beim Abholen mit offenen Armen entgegenflog, mir seine kleinen Arme um den Hals warf und rief: »Mama, ich freu mich so, dass du da bist! Was hast du heute zu Essen gekocht?« Hätte ich diesen Moment zu schätzen gewusst, wenn nicht so lange die Gefahr bestanden hätte, dass ich ihn niemals würde erleben dürfen?

Heute lebt Jens sein Leben mit einer Kombination aus Freude, Ehrgeiz und Einfühlungsvermögen, die seine Mitmenschen verblüfft und zuweilen verzaubert. All jene, die ihm einst prophezeiten, er würde nie eine normale Schule besuchen, nie seinen Ranzen auf dem Rücken tragen und nie einen Stift zum Schreiben benutzen können, hat er eines Besseren belehrt.

Jodie und Pauline sind jetzt 16 Jahre alt. Zwei reizende junge Damen, die mir schon lange über den Kopf gewachsen sind. Zum ersten Mal in ihrem Leben haben sie dieses Jahr ihren Geburtstag nicht zusammen gefeiert. Die beiden haben sich auf ihre eigenen Wege gemacht – eine Richtung Nordpol, die andere Richtung Südpol – und sich für ein Jahr als Austauschschüler bei Gastfamilien einquartiert. Sie haben sich losgelassen, um sich bald auf einer neuen Ebene wiederzubegegnen. Bevor sie gingen, habe ich ihnen die Geschichte vom halben Herz vorgelesen, die sie ganz wesentlich mitgetragen und mitgestaltet haben. An vielen Stellen haben wir dabei Rotz und Wasser geheult und eine Verbundenheit gespürt, die ohne diese Geschichte wahrscheinlich nie hätte wachsen können. Jens hat uns auseinandergerissen und gleichzeitig einander nähergebracht.

Kees ist nach wie vor ein toller Vater, einer, wie ich ihn mir für mich selbst gewünscht hätte. Die Lücke, die die Mädchen während ihres Austauschjahres bei uns hinterlassen, füllt ein Junge aus Finnland, und ich habe den Eindruck, dass sowohl Kees als auch Jens den Zustand der geschlechtlichen Überzahl genießen. Kees' Traum, ein erfolgreicher Weltenbummler zu werden, hat sich immer noch nicht erfüllt, aber unsere räumliche Nähe zum Frankfurter Flughafen und ein Job mit internationaler Verantwortung lässt ihn diese Situation hoffentlich noch eine Weile erdulden.

An eine Fortsetzung meiner damaligen beruflichen Karriere konnte und wollte ich bisher noch nicht denken. Stattdessen zog ich es nach Jens' Transplantation vor, das zu tun, was ich mich in jungen Jahren nicht getraut hatte: Psychologie zu studieren. Vielleicht war dieses Studium nur eine Vorsorgemaßnahme, um nicht noch einmal von bezopften Therapeuten mit pickligen Assistenten in die Knie gezwungen zu werden. Immerhin darf ich jetzt das Wort »Diplom-Psychologin« auf meine Visitenkarte schreiben und konnte meinen Kindern die letzten Jahre über das geben, was sie am dringendsten brauchten: Stabilität und Nähe.

Die Geschichte vom halben Herz war eine lange Geschichte, die unsere Familie komplett auf den Kopf gestellt hat. Mit ihr hat das Leben seine Unschuld verloren. Endgültig. Trotzdem hatten wir unglaubliches Glück – dass Jodie und Pauline als Zwillinge geboren wurden und nie allein sein mussten; dass wir ein soziales Netz hatten, auf das wir bauen konnten; dass Jens in einem Alter ein Spenderherz bekam, in dem er seine schulische und körperliche Entwicklung noch vor sich hatte; und dass er uns die letzten, ruhigeren Jahre über die Zeit gab, zu unserer Mitte zurückzufinden.

Lange hatte ich das Bedürfnis, die Geschichte von Jens aufzuschreiben. Oft hatte ich es versucht und festgestellt, dass ich dazu noch nicht in der Lage war. Denn es gab so viele Ungereimtheiten in meinem Leben, die ich erst klären musste, so viele alte Wunden, die heilen mussten, bevor ich diese Geschichte so erzählen konnte, wie sie es verdient hat. Ich habe mich dieser Aufgabe gestellt. Ich habe bei mir ausgemistet und bin dabei all den Skeletten begegnet, die sich seit Jahrzehnten in den dunkelsten Ecken meines Kellers verborgen hielten. Diese Begegnungen waren sehr schmerzhaft, doch sie haben mich frei gemacht. Über meine Ängste kann ich jetzt offen sprechen, weil mir klar geworden ist, dass wir alle die gleichen Ängste und Sorgen haben und man sich ihretwegen nicht zu schämen braucht.

Die schwierigen Jahre mit Jens waren Jahre ohne Romantik und Träumerei, ohne Nightlife und Karriere.

Sechs lange Jahre, in denen ich als die Person, die ich einmal war, aufgehört hatte zu existieren. Jahre, die auf das Wesentliche reduziert waren: Leben und Tod. Heute weiß ich, dass mir nichts abhandengekommen ist durch diese Jahre, dass ich nur gewonnen habe. Durch Jens habe ich gelernt, dass Unmögliches gelingen kann, wenn man sich mit ganzer Kraft dafür einsetzt und offen ist für die Hilfe, die manchmal aus völlig unerwarteten Ecken kommt.

Die schrecklichen Bilder, die Bilder des Todes, mit denen ich auf den Intensivstationen konfrontiert war, werde ich nie vergessen. Sie haben sich eingebrannt in meinem Gedächtnis und ich weiß, dass ich mich auch in Zukunft nicht vor ihnen schützen kann. Ich habe tiefen Respekt für die Ärzte, Ärztinnen und Pflegekräfte, die aus Berufung, Nächstenliebe oder aus dem Bedürfnis heraus, die Welt zu verbessern, bereit sind, sich mit diesen Bildern immer wieder zu konfrontieren und sie ein Leben lang mit sich zu tragen, obwohl sie selbst dabei nichts Fassbares zu gewinnen haben.

Niedergeschrieben habe ich die Geschichte auf Fejo, einer winzigen dänischen Ostseeinsel, auf der absolut nichts los ist. Hierhin hatte ich mich zurückgezogen, um in die Vergangenheit einzutauchen und all die Menschen und Situationen zurückzuholen, die mir auf meinem Weg mit Jens begegnet sind. Dazu wollte ich alleine sein. Als ich im April auf Fejo ankam, in dem kleinen Haus zwischen den Obstgärten, schaute ich auf kahle Bäume. Jeden Tag konnte ich mitverfolgen, wie die Natur ein Stück mehr zum Leben erwachte. Es dauerte nicht lange, und ich saß inmitten eines duftenden Blütenmeers. Ich hatte schon fast vergessen, dass die Nase hier am Meer mit jedem Tag feinere Gerüche wahrnimmt, die Ohren besser hören, die Augen weiter sehen.

Es musste Dänemark sein, es musste diese Insel sein, wo die Menschen einem noch zuwinken und die Hunde auf dem Vordersitz mitfahren. Es musste die Ostsee sein, das milde Reizklima, bei dem man zur Ruhe kommt und gleichzeitig seine Sinne schärft. Als ich einen der Inselbewohner nach den toten Schwänen fragte, die ich am Strand liegen sah, gab er mir zur Antwort: »Auch die schönen Schwäne müssen einmal sterben, weißt du. Wir haben so viele davon. Wir räumen sie nicht weg. Die Natur kümmert sich darum.«

Ja, die Natur kümmert sich darum. Viel schneller, als man denkt.

Mit dieser Geschichte möchte ich mich bei allen bedanken, denen ich seit Jens' Geburt begegnet bin. Ihr alle, ob gute Freunde, flüchtige Bekannte, tatkräftige Helfer, weise Ratgeber oder vermeintliche Widersacher, habt dazu beigetragen, dass die Geschichte von Jens so ist, wie sie ist. Und genau so ist sie gut.

Herzlichen Dank an Euch alle, die Ihr die Geschichte von Jens gelesen und dafür gesorgt habt, dass sie in die Welt hinausgetragen wird. So weiß ich, dass nichts von dem, was Jens erlebt hat, umsonst gewesen ist.

Mein größter Dank gilt Jens, ohne den es diese Geschichte nicht gäbe; meinem Mann, ohne den es Jens nicht gäbe; und meinen wunderbaren Töchtern, ohne die es mich vielleicht nicht mehr gäbe. Und natürlich meinen Schwestern, die mich meine Wurzeln nie vergessen lassen.